David S. Geslak

Das Fitness-Handbuch für Kinder und Jugendliche mit Autismus

dgvt Verlag

David S. Geslak

Das Fitness-Handbuch für Kinder und Jugendliche mit Autismus

Ein Übungsprogramm zur Förderung des Körperbildes, der Beweglichkeit, der Haltung und des Selbstvertrauens

Mit einem Vorwort von Stephen M. Shore

dgvt Verlag

Tübingen
2024

Aus dem Englischen übersetzt von Lena Rudert, Bremen

Die Originalausgabe erschien unter dem Titel:
The Autism Fitness Handbook. An Exercise Program to Boost Body Image, Motor Skills, Posture, and Confidence in Children and Teens with Autism Spectrum Disorder

The translation of *The Autism Fitness Handbook. An Exercise Program to Boost Body Image, Motor Skills, Posture, and Confidence in Children and Teens with Autism Spectrum Disorder* is published by arrangement with Jessica Kingsley Publishers Ltd., London and Philadelphia

Bibliografische Information der Deutschen Nationalbibliothek
Die Deutsche Nationalbibliothek verzeichnet diese Publikation in der Deutschen Nationalbibliografie; detaillierte bibliografische Daten sind im Internet über http://dnb.d-nb.de abrufbar.

Im Sudhaus
Hechinger Straße 203
72072 Tübingen

E-Mail: mail@dgvt-verlag.de
Internet: www.dgvt-Verlag.de

Umschlaggestaltung: Winkler_Design, Wolfgang Winkler, Tübingen
Layout: VMR, Monika Rohde, Leipzig
Druck und Bindung: Printed in Germany

Auch als E-Book erhältlich: ISBN 978-3-87159-431-1

ISBN 978-3-87159-181-5

Widmung

Als ich vor zehn Jahren begann, mit meinem ersten Kind mit Autismus-Spektrum-Störungen Bewegungstraining durchzuführen, hatte ich keine Ahnung, wohin mich das führen würde ...

Ich hatte das Glück, mit all meinen „Champions“ und deren Familien arbeiten zu dürfen: Adam, Anthony, Ben, Bill, Brody, Derek, Max, Noel, Rachel, RJ und Roan – ihr inspiriert mich jeden Tag aufs Neue, ein noch besserer Coach und überzeugenderer Lehrer zu werden und niemals meine Träume aufzugeben. Ich danke euch dafür, dass ihr mit mir Grenzen überschritten habt. Aber denkt immer daran: IHR seid diejenigen, die MICH antreiben!

Meine Frau Jessica – du unterstützt mich sieben Tage in der Woche und in jeder meiner zahllosen Arbeitsstunden. Auch wenn ich mich auf die Unterstützung meiner Zielgruppe konzentriere, vergeht doch keine Minute, in der ich nicht an dich denke. Du bist die Liebe meines Lebens. Ich liebe dich.

Mom und Dad – als Jugendlicher habe ich nicht alles verstanden, was ihr geleistet habt, um mich und Danny großzuziehen. Nach all den Jahren glaube ich, es zu wissen, aber es gibt noch vieles, das ich lernen muss. Danke dafür, dass ihr mich zu dem Menschen gemacht habt, der ich heute bin. Ich liebe euch.

Jay – zwei Jahre sind schnell vergangen. Es ist, als wäre es erst gestern gewesen, dass du mich anriefst und sagtest: „Ich würde Ihnen gerne helfen.“ Deine Führung und Unterstützung gehen weit über die eines Mentors hinaus. Du bist einer meiner besten Freunde. Ich danke dir für alles, was du für mich und meine Familie getan hast, und für den Einfluss, den du auf die Champions und die Community gehabt hast.

Inhalt

Teil III: Empowerment

Teil IV: Bewegungstraining

Vorwort

Fitnesstraining zählt zu den Aktivitäten, die meist völlig unterschätzt werden. Es gibt jedoch eine wachsende Zahl von Veröffentlichungen, die den weitreichenden Nutzen körperlicher Fitness auch für die emotionale und sensorische Balance sowie für die motorischen Fähigkeiten und sogar für die soziale Interaktion mit anderen Menschen hervorheben. Durch meine eigenen Erfahrungen mit Autismus und durch Gespräche mit anderen Betroffenen im Autistischen Spektrum sowie im Rahmen meiner Untersuchungen über Methoden in der Arbeit mit autistischen Kindern habe ich viele Beispiele dafür gesehen, wie körperliche Aktivität und Fitness zu einer besseren Lebensqualität vieler Menschen geführt haben. Bei zahlreichen Gelegenheiten habe ich Menschen erfreut sagen hören, wie gut sie nach einem Tag mit einem intensiven Fitnessprogramm geschlafen haben!

David Geslaks Arbeit legt den Fokus auf Fähigkeiten und weniger auf Defizite. Sein Ansatz verschafft allen Menschen im Autistischen Spektrum einen Zugang zu Bewegung und körperlicher Fitness, indem er praktische Lösungen in Sachen Motivation, Lernen, Empowerment und Training – die vier Grundlagen der Fitness – anbietet. Mit ihren praktischen Einzelschritten und leicht nachvollziehbar bilden diese vier Grundlagen ein Programm, das für die betreuenden Personen verständlich ist und von den individuellen Fähigkeiten von Menschen mit Autismus ausgeht – und ebenso für diejenigen Menschen mit Störungen innerhalb des Autistischen Spektrums selbst, die in der Lage sind, die Informationen aus diesem Buch zu verarbeiten.

Ich hatte als autistisches Kind das große Glück, Eltern zu haben, die „professionelle" Empfehlungen in Richtung Institutionalisierung zurückwiesen zugunsten ihres eigenen häuslichen intensiven Frühförderungsprogramms – mit Schwerpunkt auf Bewegung, sensorischer Integration, Erzählen, Musik und Nachahmung, wie wir es heute nennen würden. Es beinhaltete Bewegung zur Musik ebenso wie Schaukeln, Hüpfen, Rutschen und andere Aktivitäten auf der Schaukel, dem Klettergerüst und ähnlichen Spielgeräten in unserem Garten.

Allerdings waren Mannschaftsballspiele aufgrund der besonderen Schwierigkeiten hinsichtlich Tiefensensibilität, Koordination und Wahrnehmung für mich ein Ding der Unmöglichkeit. Den Sportunterricht in der Schule hasste ich. Der Druck vonseiten meiner Eltern und anderen, „rauszugehen zum Ballspielen mit meinen Freunden", führte zu nichts als Tränen und Frustration sowie meinen verzweifelten Ausrufen: „Ich hasse Sport!" Die Versuche meines Vaters, mit mir zu trainieren, indem er mir Bälle zuwarf, die ich fangen sollte, endeten damit, dass ich einfach weglief. Mit Bällen, die am Boden rollten, kam ich zurecht, aber vor Bällen, die auf mich zugeflogen kamen, hatte ich Angst, also rannte ich weg.

Als Kind habe ich im Laufe meines „sportlichen Werdegangs" nur ein einziges Mal einen Ball gefangen. Auf dem Sportplatz in einem Sommercamp sah ich einen Ball von ganz hoch oben in meine Richtung fliegen. Unfähig hinzuschauen, streckte ich einfach meinen Fanghandschuh vor und beobachtete, wie sich die Zweige der Bäume am Rand des Spielfelds im Wind bewegten. Ich wurde mit einem satten „Plopp" in meinem Handschuh belohnt. Meine Trainer gratulierten mir zum ersten gelungenen Fang meines Lebens und stellten fest, ich müsse „eben einfach den Ball fest im Blick behalten". Das ist ein schönes Beispiel für den Versuch, mich in sportlichen Aktivitäten zu trainieren. Mit Sicherheit hätten die Vorschläge und Techniken aus dem Motivationskapitel hier in diesem Buch mehr bewirkt.

Dabei hatte ich durchaus Interesse an Sportarten wie Yoga, Radfahren und Klettern. Ich wäre lieber 100 Kilometer mit dem Rad gefahren oder angeseilt an einer vertikalen Felswand hochgeklettert, als bei Spielen wie Fußball, Völkerball oder Basketball mitzumachen. Diese Art von Training war okay für mich! Wie in diesem Buch so eindringlich beschrieben, kommt es darauf an, herauszufinden, was gut funktioniert, und erst dann diejenigen Dinge mit der betreffenden Person zu üben, die vielleicht eine Herausforderung für sie darstellen – und zwar so, wie diejenige oder derjenige sie am leichtesten lernen kann. Glücklicherweise verfügen wir über eine ganze Reihe von nützlichen Techniken wie visuelle Übungspläne, Aktionskarten, Social Stories (Lerngeschichten), Nachahmung etc., die David Geslak in diesem Buch zusammengetragen hat.

Indem hier erprobte Techniken und praktische Übungen für die Arbeit mit autistischen Kindern mit Anleitungen und Weisungen aus Sport und Bewegung kombiniert wurden, entstand ein wertvolles Hilfsmittel für Menschen sowohl innerhalb als auch außerhalb des Autistischen Spektrums, das es ermöglicht, ein großes Maß an körperlicher Fitness zu erreichen.

Stephen M. Shore, Ed. D.
Clinical Assistant Professor at Adelphi University in Special Education
(International bekannter Autor, Berater und Dozent für Themen im Bereich des Autistischen Spektrums)

Einführung

Bewegungsmangel ist ein Problem, das sich beheben lässt. Für viele allerdings kann dies eine echte Herausforderung darstellen, denn es erfordert körperliche Aktivität. Man kann es nicht an einem Computer erledigen oder indem man einen Schrittzähler an der Hüfte trägt, ein Fitnessarmband am Handgelenk oder ein Gerät am Schuh. Es gibt dafür keine Wunderpille und wird auch nie eine geben. Bewegung ist ein Muss für jeden von uns – dennoch bewegen sich die meisten von uns viel zu wenig.

Eine in *Childhood Obesity* (Egan, Dreyer, Odar, Beckwith & Garrison, 2013) veröffentlichte Studie besagt, dass mehr als 30 Prozent aller Kinder mit Autismus übergewichtig oder adipös sind – das ist bedeutend mehr als die 12 bis 24 Prozent bei allen übrigen Kindern. Es überrascht mich nicht, dass so viele Eltern nach Bewegungsprogrammen für ihre autistischen Kinder suchen. Es gibt zahlreiche Forschungsergebnisse, die die positiven Folgen körperlicher Bewegung bei Menschen mit Autismus darlegen:

> Bei Kindern mit Autismus kann es eine Steigerung der Aufmerksamkeitsspanne und Konzentrationsfähigkeit geben, und es hat sich gezeigt, dass sich auch die Kontrolle über viele Arten unangepassten Verhaltens im Zusammenhang mit Autismus durch Ausdauertraining verbessert (O'Connor, French & Henderson, 2000).

> Bei autistischen Kindern besteht ein Zusammenhang zwischen der Entwicklung motorischer Fertigkeiten, Sprachentwicklung, sozialer Interaktion und schulischen Leistungen (McCleery, Elliott, Sampanis & Stefanidou, 2013).

> Besonders bei Schülern mit unterschiedlichen speziellen Bedürfnissen hat sich gezeigt, dass Ausdauertraining zur Reduzierung von unproduktiven, aggressiven, stereotypen, selbstverletzenden und zerstörerischen Verhaltensweisen sowie ziellosem Herumlaufen beitragen kann (O'Conner et al., 2000).

Klar ist aber auch, dass hier noch weiterer Forschungsbedarf besteht.

Die Studien, bei denen sich die größten Veränderungen unmittelbar nach dem Bewegungstraining gezeigt haben, stellten außerdem fest, dass innerhalb von zwei Wochen die unangemessenen Verhaltensweisen bei Erwachsenen mit Behinderungen wieder auf das Ausgangslevel zurückgingen (Rosenthal-Malek & Mitchell, 1997).

Sie als Eltern können und sollten natürlich nicht auf das jeweils neueste Forschungsergebnis warten. Ihre Kinder sollen sich bewegen, um ihr Bedürfnis nach sensorischer Integration zu befriedigen, gesund zu leben und Übergewicht zu vermeiden sowie die Gelegenheit zu gemeinsamen Aktivitäten mit Ihnen, den Geschwistern oder anderen Bezugspersonen wahrzunehmen. Die Bedeutung körperlicher Bewegung geht weit über bloße Fitness hinaus.

Wenn Sie als Profi, egal in welchem Bereich (Sprachtherapie/Logopädie, Ergotherapie, Verhaltenstherapie etc.), bei jemandem ein Bewegungsmangelproblem vermuten, sollten Sie unbedingt alles unternehmen, um Abhilfe zu schaffen. Informieren Sie die Eltern über den Wert körperlicher Bewegung und beziehen Sie auch die anderen professionellen Helfer*innen der betreffenden Person mit ein.

Dieses Buch habe ich geschrieben, um Ihnen Informationen, Anleitungen, Strukturen und Anschauungsmaterial an die Hand zu geben und Sie zu ermutigen, ein Bewegungsprogramm zu starten. Mit diesen Basisinformationen können Sie sofort beginnen, mit Ihrem Kind oder Ihren Schüler*innen zu arbeiten, und müssen nicht darauf warten, dass sich Spezialist*innen um den Bewegungsmangel des Kindes kümmern.

Denken Sie als Eltern eines kleinen Kindes mit einer Autismus-Diagnose daran, dass seine Ergotherapie und/oder Physiotherapie möglicherweise irgendwann abgeschlossen sein wird. Zwar ist das für Sie und Ihr Kind ein erstrebenswertes Ziel, der Bedarf an sensorischer Integration wird jedoch zeit seines Lebens bestehen bleiben. Es wird eine Methode brauchen, mit der es sich in stressigen Momenten selbst beruhigen kann, und eine Möglichkeit, seine körperliche Lebensqualität zu verbessern. Die Lösung heißt körperliche Bewegung.

Es fällt Ihnen heute vielleicht noch schwer, so weit vorauszudenken. Ich bekomme täglich Anrufe von Eltern, deren Kinder im Teenager- oder Erwachsenenalter keine Ergo- oder Physiotherapie mehr erhalten und infolgedessen an Gewicht zunehmen, weil sie den ganzen Tag mit ihrem I-Pad, dem Videospiel-Controller oder der TV-Fernbedienung auf der Couch sitzen. Gewöhnen Sie Ihre Kinder so früh wie möglich an körperliche Bewegung, das macht es leichter, wenn sie älter werden.

Einer der Hauptgründe, weshalb die meisten Menschen, und insbesondere autistische Kinder, keinen Sport treiben, liegt an der mangelhaften „Werbung“ dafür. Man sieht Plakate und Werbespots mit Männern ohne Hemd und Frauen in Bikinis und Sport-BHs. Mit ihren Muskeln und „Sixpacks“ erscheinen diese Menschen zwar als fit, aber nicht jeder sportliche Mensch kann so aussehen wie sie und muss es auch nicht.

Auch wenn Bewegung nachweislich gut für Kinder mit Autismus ist, kann sich ein Fitnesskurs (im Rahmen des Sportunterrichts, in einem Verein oder einer Freizeiteinrichtung) im besten Fall als eine Herausforderung und schlimmstenfalls als organisiertes Chaos herausstellen. Stellen Sie sich folgendes Szenario vor: ein Kind, in dessen Richtung unbekannte Flugobjekte (Bälle) geworfen werden, grelles Licht, widerhallende Geräusche im Raum und manchmal über 30 Kinder mit nur einer oder zwei Lehrkräften in einem Turnraum – wow! Kein Wunder, wenn unsere Kinder keine Lust auf Sport haben. Was sie brauchen, ist eine an ihre Bedürfnisse angepasste Umgebung.

Außerdem darf man nicht außer Acht lassen, welche sensorischen Empfindungen körperliche Bewegung verursachen kann: erhöhte Herzfrequenz, starke Produktion von Schweiß, der aus allen Poren ausbricht und von der Stirn tropft, und das Gefühl großer Anstrengung. Das alles kann unseren Kindern Angst machen und zu physischen Reaktionen im ganzen Körper führen, die wir vielleicht niemals nachvollziehen können.

Erinnern Sie sich an den „Sit-and-Reach-Test“, bei dem man sich hinsetzt, die Beine ausstreckt und versucht, die Zehen zu erreichen, oder noch besser, sich über die Zehen hinaus zu strecken? Nun, in der „Bibel“ der Physiotherapie *Muskeln. Funktionen und Test* (Kendall, McCreary & Provance, 1993, dt. 2001) wurde Folgendes über den „Sit-and-Reach-Test“ geäußert:

> Die Unfähigkeit, seine Zehen zu berühren – geschweige denn, sich über sie hinaus zu strecken –, ist für eine gewisse Zeit bei vielen Jugendlichen im Alter von 10 bis 14 Jahren normal. Möglicherweise „bestehen“ Kinder mit dieser Unfähigkeit den Test, während andere mit für ihr Alter normaler Beweglichkeit „durchfallen“. Es wäre richtiger zu sagen, dass der Test bei den Kindern versagt hat, als umgekehrt.

Traurig. Und stellen Sie sich vor: Als ich 21 Jahre später dieses Buch schrieb, war dieser Test noch immer Bestandteil der meisten sportpädagogischen Ausbildungen.

Wenn Ihr Kind sich mit diesen unrealistischen, sogenannten „normalen" Körpertypen vergleicht, dabei in eine beängstigende, unkomfortable Umgebung geschickt und mittels Übungen getestet wird, die uns unrichtige Aussagen über sein Fitnesslevel liefern, müssen wir uns nicht über den Mangel an körperlicher Bewegung in unserem Land wundern.

In diesem Buch finden Sie über 40 praktische Übungen. Ich hoffe aber, dass Sie den theoretischen Teil nicht überspringen und gleich mit Ihrem Kind zu trainieren anfangen. Ich möchte, dass Sie über die Struktur, die Motivatoren und die Verwendung visueller Anleitungen Bescheid wissen, denn nur so haben Sie und Ihre Kinder oder Schüler*innen die besten Aussichten auf Erfolg.

Im Verlauf des Buches werde ich alle Personen mit Autismus als „Kind" bezeichnen; damit können ebenso Schüler*innen, Jugendliche oder Erwachsene gemeint sein. Die Übungen, Aktivitäten und Programme in diesem Buch wurden sowohl mit Kindern als auch mit Erwachsenen im Alter von drei bis sechzig Jahren durchgeführt. Ich möchte besonders darauf hinweisen, dass die Übungen für Kinder und Erwachsene unterschiedlichster Fähigkeiten geeignet sind.

Das Buch ist in vier Bereiche eingeteilt, um Ihnen ein besseres Verständnis für körperliche Bewegung zu vermitteln und es Ihren Kindern leicht zu machen, den Anschluss an körperliche Bewegung zu finden:

1. Motivation
2. Lernen
3. Empowerment
4. Bewegungstraining.

Motivation

Dieser Teil basiert auf meiner zehnjährigen Praxis in Schulen und Organisationen mit Kindern und Erwachsenen mit Autismus und anderen kognitiven Beeinträchtigungen.

Häufig werden Sie besonders kreative Ideen entwickeln müssen, um Ihr Kind für Bewegung und jede neue Art von Aktivität zu interessieren. Manche Fachkräfte mögen unsere Kinder als „Klient*innen", „Fallstudien" oder „Autist*innen" betrachten, aber denken Sie daran, dass sie vor allem Kinder sind.

Wenn Sie als Eltern oder Lehrer*in mit Erwachsenen arbeiten, kann körperliches Training für diese sehr schwierig sein, weil bisher von ihrem Körper nie solche „Kunststücke“ verlangt wurden. Wenden Sie dieselben Strukturen, Hilfsmittel, Motivationen und vor allem dieselbe Geduld an, mit denen Sie ein Kind zu begeistern versuchen würden.

Lernen

Sobald es Ihnen gelungen ist, das Kind ausreichend zu motivieren, ist es Zeit, ihm verständlich zu machen, wofür körperliche Bewegung gut ist. Ich verrate Ihnen hier die Fünf Komponenten Körperlicher Fitness bei Kindern mit Störungen im Autistischen Spektrum und was sie für die Bedürfnisse unserer Kinder bedeuten.

Weisen Sie im Verlauf des Trainings auf die Wichtigkeit der folgenden Faktoren hin:

1. Körperwahrnehmung
2. Haltung
3. Muskuläre Fitness
4. Motorische Koordination
5. Stärkung des Herz-Kreislauf-Systems.

Außerdem lernen Sie einen weiteren Bereich von entscheidender Bedeutung kennen, auf den wir uns konzentrieren werden: die Stärkung der Bauchmuskeln.

Auch wenn das Kind, mit dem Sie arbeiten, nicht fähig ist zu sprechen, nimmt es doch die Dinge wahr, die um es herum passieren. Fügen Sie das Wort Bewegung zu seinem Vokabular hinzu, machen Sie Bewegung also nicht nur zu einem Teil seines Lebens, sondern auch seiner Sprache. Sein Gehirn will lernen, geben Sie ihm also Nahrung.

Empowerment

Das ist mein Lieblingskapitel. Er gibt mir die Gelegenheit, meine Erfahrungsberichte aus der Praxis über die Herausforderungen und Erfolge vieler Einzelner, mit denen ich gearbeitet habe – ich nenne sie meine Champions – weiterzugeben.

Ich habe vielen Eltern zugehört, die über ihre Kinder sprachen und dabei beschrieben haben, was sie sich für sie wünschen und wie Bewegung Teil ihres Lebens werden könnte. Manchmal haben ihre Kinder gesagt: „Ich habe keine Lust, mich zu bewegen", und sich nicht weiter als von der Couch zum Sessel bewegt, auf ihr I-Pad gestarrt oder einfach gar nichts gesagt.

Oft war ich unsicher, ob ich es schaffen würde, sie zu motivieren, aber ich habe mich von diesen Zweifeln nicht entmutigen lassen. Ich liebe Herausforderungen. Und inzwischen ist für alle unsere Champions und ihre Familien Bewegung zu einem Teil ihres Lebens geworden.

Jedes Kind hat seine besonderen Stärken und Bedürfnisse, aber mit welchem Problem es auch zu kämpfen hat – es kann trotzdem ein aktives Leben führen. Viel Spaß mit diesem Kapitel!

Bewegungstraining

Nun kommt, wonach Sie vor allem gesucht haben. Jetzt haben Sie die Möglichkeit, all das, was Sie in den ersten drei Kapiteln dieses Buches gelernt haben, in die Praxis umzusetzen und zu beginnen, mit dem nötigen Selbstvertrauen mit Ihrem Kind zu üben. Die Übungen basieren auf den Fünf Komponenten sowie der Stärkung der Bauchmuskeln und werden jeweils durch Abbildungen veranschaulicht.

Die Beschreibung der Übungen finden Sie unter den Überschriften *Ziel*, *Wie*, *Wie oft* und *Coaching-Tipps* und zu manchen gibt es auch noch eine *Gute Idee* oder weitere wichtige Informationen.

Die Glühbirne steht für „Gute Idee" und zeigt Ihnen eine Alternative zur Übung oder erklärt, worauf besonders zu achten ist.

Ziel: Hier wird der Zweck der Übung genannt und was damit erreichen werden kann. Es kann – je nach Fähigkeiten des jeweiligen Kindes – Tage, Wochen, Monate oder sogar Jahre dauern, bis das anvisierte Ziel erreicht ist.

Wie: Hier finden Sie eine Schritt-für-Schritt-Anleitung über den Ablauf der einzelnen Übung.

Wie oft: Hier wird angegeben, wie viele Sätze und Wiederholungen für jede Übung empfohlen werden. Das soll nur als Richtschnur dienen. Passen Sie jede

Übung den Fähigkeiten Ihres Kindes an. Denken Sie dabei daran: Weniger ist manchmal mehr.

Coaching-Tipps: Hier erhalten Sie visuelle, verbale, sensorische oder taktile Ratschläge, die Ihnen helfen werden, die Übungen zu vermitteln.

Ganz wichtig ist, dass Sie sämtliche Übungen zuerst selbst ausprobieren. Wenn Sie Übungen nicht schaffen, ist es unwahrscheinlich, dass Ihr Kind oder die Kinder, mit denen Sie arbeiten, sie bewältigen können.

Dieses Buch ist so konzipiert, dass es Ihnen, Ihrer Familie oder Einrichtung einen erfolgreichen Start ermöglicht. Es handelt sich dabei um Vorschläge. Jedes Individuum ist einzigartig, und was an einem Tag gut funktioniert, kann am nächsten Tag ebenso gut versagen. Manche Kinder haben etwas gegen Sport oder bestimmte Arten von Aktivitäten. Zwingen Sie sie nicht, mitzumachen. Finden Sie etwas, das den Stärken Ihres Kindes entspricht, halten Sie sein Interesse wach und seien Sie als Mutter, Vater, große Schwester, großer Bruder, Therapeut*in oder Erzieher*in kreativ, um Bewegung in seinen Alltag zu integrieren.

Wenn in Ihrer Einrichtung auch Assistent*innen mit den Kindern arbeiten, sorgen Sie dafür, dass auch sie dieses Handbuch lesen, denn nicht nur die Eltern sollten das Bewegungsprogramm ihres Kindes unterstützen und verstehen, sondern auch alle anderen. Geben Sie das Buch und seine Methoden auch an die Therapeut*innen, Betreuer*innen, Lehrer*innen, Großeltern und Assistent*innen weiter. Sie alle können Ihr Kind auf seinem Weg zu einem aktiven Leben unterstützen.

Hinter allen großen Künstler*innen stehen Lehrer*innen. Hinter allen großen Doktor*innen stehen Mentor*innen. Und hinter allen Athlet*innen stehen Trainer*innen.

Seien Sie also Lehrer*in, Mentor*in und Trainer*in Ihres Kindes!

Teil I:

Motivation

1.

Bewegung – Der Schlüssel zu Fitness, Selbstwertgefühl und sozialen Kontakten

Es kann extrem schwer sein, Kinder für körperliche Bewegung zu interessieren, vor allem, wenn sie schon älter sind und ihre festen Gewohnheiten haben. Aber Sie können es schaffen: Wenn Sie sich die Motivatoren und die aktuellen Interessen Ihres Kindes zunutze machen, kann das der Einstieg sein, den es braucht. „Leichter gesagt als getan“, denken Sie jetzt vielleicht.

Vertrauen zu schaffen und eine Beziehung aufzubauen ist für Fachleute die Grundvoraussetzung für jede erfolgreiche Zusammenarbeit und jeden Trainingsplan. Leider geht dies oft in therapeutischen Settings verloren, wo es sich vor allem um Datenerfassung, Plus- und Minuspunkte dreht. Bei der Arbeit mit unserer Zielgruppe sollte man unbedingt stets vor Augen haben, dass es Kinder mit Autismus sind, nicht „Autist*innen“. Sehen Sie erst das Kind und dann seine Behinderung – das kann Ihre Wahrnehmung und Ihre Pädagogik verändern.

Liebe Eltern – ich habe zahllose Stunden in Ihrem Zuhause verbracht, in Besprechungen und *Individualized Education Plan Meetings* (IEP, Individueller Erziehungsplan) mit Ihnen zusammengesessen und mir Ihre Sorgen und Wünsche angehört. Ich würde niemals behaupten, mich in Ihre Lage versetzen zu können, aber ich will und werde alles in meiner Macht Stehende für Ihre Kinder tun und Möglichkeiten schaffen, um Bewegung zu einem Teil ihres Lebens zu machen. Und das sollten alle tun, die mit unseren Kindern arbeiten.

Eine von Gerald Mahoney von der Case Western Reserve University geleitete Studie besagt: „Die Beteiligten (Eltern oder andere) haben mit ihrer Akzeptanz, Freude, Expressivität und Wärme … einen signifikanten Einfluss auf die Verbesserung der kindlichen Sprachentwicklung, seiner sozialen Kompetenz,

Aufmerksamkeitsspanne und Selbstregulation“ (Mahoney & Perales, 2005). Dies ist eine der überzeugendsten Studien im Bereich Autismus, die ich bisher gelesen habe.

Liebe Assistent*innen – ich kann mich gut in Sie hineinversetzen, denn auch ich habe reichliche Erfahrungen mit Beißen, An-den-Haaren-Ziehen, Schlägen, Kratzen und Windelwechseln hinter mir. So etwas kommt häufig vor, und dabei sollte man nie vergessen, einfach weiterzulächeln. Die Kinder haben nicht immer die Kontrolle über das, was sie tun, sie wissen nicht, warum sie es tun, und manche können nicht sprechen. Aber man sollte sich immer bewusst sein, dass sie versuchen, mit uns zu kommunizieren, dass sie vielleicht sagen wollen: „Das Licht ist zu hell“, „Ich habe Hunger“, „Es ist zu laut“, „Mein Bauch tut weh“ oder auch „Ich freue mich“.

Liebe Lehrer*innen – als Assistent zu arbeiten war eine tolle Sache für mich, denn es führte dazu, dass ich ein erfolgreiches Übungsprogramm erarbeiten konnte. Wenn Assistent*innen ganze Tage, Wochen und manchmal Jahre mit einem Schüler oder einer Schülerin verbringen, kennen sie dieses Kind irgendwann fast so gut wie ein Familienmitglied. Als ich später als Fitnesskoordinator an einer Schule für autistische Kinder arbeitete, verdankte ich den Erfolg meines Übungsprogramms vor allem den Assistent*innen. Wir waren aufeinander angewiesen, aber vor allem waren die Schüler*innen auf ihre Assistent*innen angewiesen. Ich habe meinen Assistent*innen, wann immer es ging, Pausen ermöglicht, denn nur so konnten wir es als Team schaffen. Wenn Sie also z. B. einen Assistenten sehen, der dringend eine Atempause braucht, ermöglichen Sie diese ihm – drei bis fünf Minuten können schon viel bewirken und kommen auch den Schüler*innen zugute.

Liebe Eltern – ich bin sicher, Sie haben die folgenden Sätze schon häufig gehört und können die fehlenden Worte ergänzen:

„Sie wird es nie schaffen, zu …“

„Er wird niemals …“

Wenn ein Experte oder eine Expertin so etwas zu Ihnen sagt, dann können Sie sich vorstellen, wie wenig er bzw. sie Ihr Kind motivieren und begeistern wird. Hören Sie auf Ihr Gefühl und suchen Sie sich eine andere fachkundige Person.

Ich bin hier, um Ihnen zu sagen (und Sie können mir helfen, die Lücken im Text zu füllen):

„Er kann …“

„Sie wird es schaffen, zu …“

Liebe Fachleute – diese Familien haben bereits viel zu oft Negatives in Bezug auf ihr Kind gehört und dass mit ihm etwas nicht stimmt. Warum es noch schlimmer machen? Ich bin sicher, Sie finden etwas Positives, das Sie am Anfang jedes Gesprächs zu den Eltern sagen können, wenn Sie sie nach der Schule anrufen oder wenn sie ihr Kind von einer Übungsstunde bei Ihnen abholen.

Statt: „Sie ist immer noch nicht imstande, Überkreuzbewegungen durchzuführen", können Sie besser sagen: „Sie wird immer besser beim Üben mit den Hanteln. Zwar hat sie noch Schwierigkeiten mit den Überkreuzbewegungsübungen, aber ich bin sicher, dass sie es schaffen kann. Sie gibt sich so viel Mühe."

Sowohl Eltern als auch Fachkräfte sollten jedoch darauf gefasst sein, ihre Erwartungen in Bezug darauf, wann und in welcher Weise das Kind so weit sein wird, herunterschrauben zu müssen.

Als ich beispielsweise mit Kevin arbeitete, der nicht sprechen kann, Orthesen an den Beinen trägt und Kopfhörer auf den Ohren, versuchte ich ihn dazu zu bringen, mit abwechselnd gegrätschten und geschlossenen Beinen auf der Stelle zu hüpfen. Dabei verwendeten wir so ziemlich alle visuellen Hilfsmittel und Strategien, die ich kenne.

Auch nach monatelangen Versuchen gelang es ihm nicht. Ich baute verschiedene Übungen in sein Programm ein, die er erfolgreich durchführen konnte, und versuchte, mich nicht allein auf die eine Sache zu fokussieren, die noch nicht klappte. Sechs Monate später, als ich schon begann, das Vertrauen in meine eigenen Fähigkeiten zu verlieren, konnte er mit abwechselnd gegrätschten und geschlossenen Beinen hüpfen!

Ich kann nicht sagen, warum genau es an diesem Tag „klick" gemacht hat, aber ich werde diesen Moment nie vergessen. Als Fachleute sind wir aufgerufen, unsere Programme, Übungspläne, Erwartungen und manchmal auch unsere ganze Pädagogik umzustellen, um unseren Kindern zu helfen. Wir müssen hin und wieder unkonventionell denken und dürfen vor allem unseren Enthusiasmus nicht verlieren, mit dem wir irgendwann angefangen haben, mit Menschen mit Autismus zu arbeiten.

Dabei ist es wichtig, flexibel zu sein, und das alles wird nicht nur dazu beitragen, die Kinder für körperliche Bewegung zu begeistern, sondern auch ihr Leben für immer zu verändern.

Wenn wir Kinder für Bewegung interessieren wollen, müssen wir die einzelnen Komponenten, die dazu beitragen, verstehen. Gleichbleibende Methoden und Abläufe sind nicht nur für viele unserer Kinder wichtig, sondern auch eine gute Voraussetzung für uns selbst, um Selbstvertrauen beim Bewegungstraining zu entwickeln.

Im Folgenden lernen Sie die acht Komponenten kennen, die täglich geübt werden sollten und den Kindern helfen, am Ball zu bleiben und Bewegung zu einem Teil ihres Alltags zu machen.

1.1 Struktur und Routine

Wenn wir mit einem Bewegungsprogramm beginnen, ist Struktur eine wichtige Voraussetzung. Es wurden viele Studien mit autistischen Kindern durchgeführt, die der Frage nachgingen, was getan werden kann, um deren unangepasste Verhaltensweisen zu verringern und ihnen ein normales Leben zu ermöglichen. Struktur ist eine wesentliche Erfolgskomponente für unsere Kinder und sollte auf verschiedene Settings generalisiert werden (z. B. Schule, Sportunterricht, Sprachtherapie, Ergotherapie, Zuhause).

Wenn Sie versuchen, mit autistischen Kindern in einer unstrukturierten Umgebung zu arbeiten, wird auch die Reaktion eher unstrukturiert sein. Auch nach Etablierung einer Struktur wird zu Beginn des Bewegungsprogramms bei manchen Kindern dennoch unangepasstes Verhalten vorkommen. Machen Sie weiter und halten Sie sich an die nachfolgenden Schritte.

Unangepasstes Verhalten bei autistischen Kindern wird oft durch eine unbekannte Situation verursacht. Sie haben vielleicht bisher nie an ähnlichen Aktivitäten teilgenommen. Wahrscheinlich sind sie mit deren Strukturen nicht vertraut, aber dessen ungeachtet sind diese extrem wichtig für sie. Eltern, die bisher wenig über die Bedeutung einer strukturierten Umgebung wussten, sollten sich spätestens jetzt ausführlich darüber informieren. Bleiben Sie dran und verändern Sie das Leben dieser Kinder, denn wenn die Kinder es Ihnen auch nicht sagen können, sind sie dennoch sicherlich froh über Ihre Anstrengungen.

Ich werde Ihnen eine Struktur zeigen, die sich in der Arbeit mit einigen meiner Champions als sehr erfolgreich erwiesen hat. Das heißt nicht automatisch, dass sie auch bei Ihrem Kind funktionieren muss. Viel wichtiger ist, dass Sie mit einer Struktur arbeiten, mit der Ihr Kind bereits gut zurechtkommt. Man muss das Rad nicht neu erfinden, nur weil es so in einem Buch steht. Das führt fast immer zu unerwünschtem Verhalten und Bewegung würde vielleicht als etwas Negatives erlebt – genau das, was wir vermeiden wollen.

1.2 Ein Bild sagt mehr als tausend Worte

Nicht alle Kinder mit Autismus sind in der Lage, verbale Anweisungen völlig zu verstehen. Sie begreifen vielleicht nur ein paar einzelne Wörter in jedem Satz. Wenn Sie beispielsweise sagen: „Johnny, heb erst dein rechtes und dann dein linkes Knie über das Hindernis", hat Johnny vielleicht nur die Wörter „Johnny" oder „links" oder „Johnny ... rechts ... links" verstanden. Man kann sich vorstellen, dass diese Übung dann sehr verwirrend und frustrierend für Johnny sein wird.

Visuelles Anschauungsmaterial, besonders das *Visual Exercise System* (ein visuelles Übungssystem speziell für Kinder mit Autismus)[1] oder beispielsweise Fotos, die eine Person zeigen, die die Übung vorführt, wird es Ihrem Kind leichter machen, das Programm zu bewältigen. Die Verwendung von Bildern wird weder die Entwicklung eines Kindes noch sein Verständnis der betreffenden Aktivität, die ausgeführt werden soll, behindern.

Wenn Sie mit einem neuen Kind oder einem neuen Konzept arbeiten, kann visuelles Anschauungsmaterial enorm dazu beitragen, inwieweit das Kind die Aufgaben und Verhaltensweisen erwartungsgemäß und zufriedenstellend durchführen kann.

Ich habe das *Visual Exercise System* entwickelt, um die Kinder herauszufordern, aber nicht die Eltern und Lehrer*innen. Es ist erhältlich als gedruckte Version oder als App. Die Übungen sind so gegliedert, dass man sie ebenso visuell wie kognitiv verstehen kann. Außerdem ermöglicht das Programm den Kindern, die Bewegungsübungen selbstständig auszuführen.

Wenn Sie mit einem Kind arbeiten, das eigentlich keine visuelle Unterstützung braucht, ist es nicht unbedingt notwendig, solche Bilder zu verwenden. Dennoch sollten sie stets visuelles Anschauungsmaterial zur Hand haben, falls es doch einmal benötigt wird. Denken Sie an eine To-do-Liste. Es wirkt möglicherweise motivierend, wenn Sie dem Kind zeigen, was von ihm erwartet wird, und das Kind kann am Ende die Übung „abhaken".

Visuelles Anschauungsmaterial kann beinhalten:

- Bebilderte Pläne
- Situationskarten, die die Aktivität oder Übung beschreiben
- Countdown-Tafeln

1 https://exerciseconnection.com/visual-exercise-system/ (Anm. d. Übers.)

- Erst-Dann-Karten
- Whiteboard
- Timer (Stoppuhr, Sanduhr).

1.3 Seien Sie ein Vorbild

Wenn Sie einem Kind oder einem älteren Menschen eine Übung beibringen wollen, ist es äußerst hilfreich, wenn Sie diese Übung vormachen. Man mag Bilder oder Videos für einen ausreichenden Ersatz halten, aber dem ist nicht so. Wenn Sie die Übung vorführen, zeigt das den Teilnehmer*innen, dass Sie mitmachen, statt nur auf ein Bild zu zeigen und Erklärungen zu geben. Das macht mehr Spaß und wirkt motivierender. Wenn Sie die Übungen nicht selber durchführen oder vormachen können, dürfen Sie nicht erwarten, dass die Teilnehmer*innen es schaffen.

Wichtig ist auch, sich nicht davon irritieren zu lassen, dass die Übungen bei den Kindern nicht unbedingt aussehen wie auf den Abbildungen oder so, wie Sie diese Übungen vormachen. Das ist vollkommen in Ordnung!

Wenn Sie mit einer neuen Übung anfangen und es nicht gleich perfekt aussieht, sagen Sie nicht: „Nein, mach das noch mal" oder „So ist es falsch, du musst es richtig machen". Für das Kind fühlt es sich vielleicht in jeder Hinsicht perfekt an und es denkt: „Ich habe genau das gemacht, was du mir gesagt hast." Vielleicht tut es sogar etwas, das Sie als Trainer*in/Eltern nie für möglich gehalten hätten. Warum sollte man das unterbinden? Ermutigen und loben Sie, halten Sie die Begeisterung des Kindes wach – außer natürlich, wenn etwas wehtut oder wenn es sich in eine Position oder Situation gebracht hat, die es möglicherweise gefährdet.

Wenn das Kind erst mal in Bewegung ist, haben Sie bereits halb gewonnen, und das kann schon bei der ersten Übung der Fall sein! Dabei können Sie es natürlich jederzeit anleiten und dazu ermuntern, seine Körperhaltung zu verbessern.

1.4 Motivation

Die wichtigste Komponente jedes Programms und jeder Therapie ist und bleibt eine positive Grundhaltung, ganz egal, ob Sie Eltern, Lehrer*in oder Assistent*in eines Kindes mit Autismus sind.

Kinder merken, ob Sie in Ihrem Verhalten authentisch sind. Sie verstehen vielleicht nicht alles, was Sie sagen, aber Ihre Körpersprache sagt mehr, als Ihnen vielleicht bewusst ist.

Wenn Sie das Übungsprogramm und die beteiligten Assistent*innen anleiten, haben Sie Ihre Helfer*innen stets im Blick. Wenn deren Körpersprache Ihnen sagt, dass sie dringend eine Pause brauchen oder frustriert sind, geben Sie ihnen die Gelegenheit zu einer Pause. Auch sie sollten positive Vorbilder für die Kinder sein und brauchen dabei manchmal Unterstützung.

1.5 Geduld

Kinder mit Autismus verstehen die Dinge nicht auf die gleiche Weise wie neurotische Kinder. Wenn Sie das erwarten, ist das Scheitern bereits vorprogrammiert. Doch nur, weil sie auf andere Art lernen, widerspricht das nicht meiner Philosophie, dass man zuallererst die Fähigkeiten von Kindern sehen sollte, nicht ihre Schwächen.

Die Kinder können und wollen tun, was Sie von Ihnen erwarten, wenn ihnen dafür die nötige Struktur, Unterstützung und Motivation gegeben wird. Vielleicht klappt nicht jede Übung innerhalb eines Tages, einer Woche oder einem Monat, aber eines Tages wird sich der Erfolg einstellen, und wenn es so weit ist, wird das großartig sein!

1.6 Verschaffen Sie sich Gehör

Wenn Ihr Kind nicht an einem täglichen Bewegungsprogramm teilnimmt, werden Sie aktiv. Sprechen Sie mit der Elternvertretung oder mit anderen Familien mit autistischen Kindern über die Wichtigkeit körperlicher Aktivität und finden Sie heraus, warum die Schulleitung Sport und Bewegung keine höhere Priorität beimisst.

Die Sportlehrer*innen, mit denen ich gesprochen habe, waren sich der Bedeutung solcher Programme durchaus bewusst, aber oft waren ihnen die Hände aufgrund von Verordnungen und schmalem Budget gebunden. Setzen Sie sich gemeinschaftlich für Bewegungsprogramme ein und sorgen Sie dafür, dass sie Teil des Schulalltags Ihrer Kinder werden.

1.7 Der Klang der Musik

Musik ist für viele Kinder ein großartiger Motivator. Wenn es sich bei Ihrem Kind bewährt hat, arbeiten Sie damit weiter, auch wenn das bedeuten kann, eine Stunde lang ein und dasselbe Musikstück zu hören. Ich kann nicht sagen, wie oft ich das Lied „A Spoonful of Sugar" („Ein Löffelchen voll Zucker") aus dem Mary-Poppins-Film gehört habe, während ich mit einem meiner Schüler arbeitete. Jedes Mal, wenn ich es höre, muss ich lächeln, weil es mich daran erinnert, wie gern er sich dazu bewegt hat.

Musik wirkt auch auf viele neurotische Menschen motivierend, wenn sie z. B. im Fitnessstudio trainieren. Achten Sie einmal darauf, wie viele dort mit einem I-Pod herumlaufen.

Bei unseren Kindern ist es nicht anders, und die Magie der Musik kann ihnen helfen, sich später, wenn sie älter sind, in Sporteinrichtungen wohlzufühlen.

1.8 Familie ist stark

Körperliche Bewegung ist für Eltern, Geschwister, Großeltern und Betreuer*innen eine neue Möglichkeit, sich mit einem autistischen Kind zu beschäftigen. Die ganze Familie kann gemeinsam dazu beitragen, im häuslichen Umfeld die Gesundheit des betreffenden Kindes zu fördern. Hier ist Teamarbeit gefordert und alle Beteiligten können sich gleichermaßen dabei engagieren.

Ihr Kind beobachtet, wie Sie in den Keller gehen, um an Ihren Fitnessgeräten zu arbeiten, und eines Tages folgt es Ihnen vielleicht. Ich möchte, dass Sie entspannt bleiben und ein paar Übungen parat haben, die Sie Ihrem Kind zeigen und mit ihm durchführen können. Ich bin zuversichtlich, dass dieses Buch Ihnen dabei helfen wird. Geben Sie Ihrem Kind eine persönliche Trainingsberatung in Sachen Gesundheit und Fitness, die es braucht, und genießen Sie vor allem die Zeit mit ihm.

Teil II:

Lernen

2.

Die Fünf Komponenten körperlicher Fitness – aktualisiert

Vielleicht erinnern Sie sich noch daran, wie Ihr Mathematiklehrer in der Grundschule einen Test schreiben ließ mit der Ansage: „Die beste Note bekommt, wer zuerst fertig ist"? Dies war gewissermaßen die Philosophie des Sportunterrichts seit den 1960er-Jahren. Der „*President's Challenge Fitness Test*" belohnte Schüler*innen und Student*innen für ihr Fitnesslevel bei Sit-ups, dem „Shuttle Run", dem 1000-m-Lauf, Klimmzügen, Liegestützen und dem „Sit and Reach". Mit diesen Übungen wurden Kinder anhand von Zahlen (d. h. wie viele Liegestütze sie schaffen, wie schnell sie laufen können) bewertet, nicht anhand von Qualität (d. h. korrekte Ausführung und Körpermechanik).

In der Arbeit mit dem menschlichen Körper in der Entwicklungsphase erfüllt diese antiquierte Methode des Sportunterrichts nicht die körperlichen Bedürfnisse von Kindern. Vor allem trifft sie keinesfalls die Bedürfnisse von Kindern mit Autismus oder anderen Störungen. Jedes Kind sollte als etwas Einzigartiges gesehen werden, mit unterschiedlicher Größe, Gestalt und Fähigkeit. Was für ein Kind einen bemerkenswerten Fortschritt bedeutet, ist für ein anderes keine besondere Leistung. Wenn wir den Kindern vermitteln, dass es um Höchstleistungen und Zahlen geht, bringen wir ihnen weder etwas über den menschlichen Körper bei, noch vermitteln wir ihnen den Spaß an körperlicher Bewegung.

Fast 50 Jahre lang haben Schulen sowohl Kindern als auch Eltern die fünf Komponenten der Fitness gelehrt: Körperzusammensetzung, Beweglichkeit, Muskelstärke, Muskelausdauer und kardiovaskuläre (das Herz-Kreislauf-System betreffende) Fitness. Diese Komponenten bildeten die Grundlage vieler Bewegungsprogramme und tun dies immer noch. Während sie noch heute wichtige

Voraussetzungen für die Gesundheit sind, ist die Körperkompetenz „aus der Mode gekommen". In den vergangenen 30 Jahren sind unsere Kinder immer weniger aktiv und immer mehr übergewichtig geworden (bei manchen wird bereits im Alter von fünf Jahren Typ-2-Diabetes diagnostiziert) und es gab mehr Diagnosen auf Autismus sowie andere spezielle Bedürfnisse. Und Bewegungserziehung hat an amerikanischen Schulen keine oberste Priorität.

Als in den USA das „No Child Left Behind"-Gesetz („Kein Kind zurücklassen") eingeführt wurde, das vor allem auf bessere Testergebnisse in Mathematik, Naturwissenschaften und Lesen abzielte, war Bewegungserziehung das Erste, was an den Schulen unter den Tisch fiel. Die Ironie daran ist (und ich bin mir sicher, dass „sie" das wissen), dass körperliche Aktivität – körperliche Bewegung, Herumlaufen und der dadurch verursachten besseren Durchblutung – bewiesenermaßen dazu beiträgt, besser zu lernen und neue Gehirnzellen aufzubauen (Creera, Romberg, Saksida, van Praag & Bussey, 2010; Erickson, Voss, Prakash, Basake, Szabo, Chaddock et al., 2011).

Ich habe die Fünf Komponenten körperlicher Fitness für Kinder mit Störungen im Autistischen Spektrum© kreiert, um gegen die sitzende und technologiefixierte Lebensweise unserer Kinder anzukämpfen und das präziser anzuwenden, was wir in intensiver Forschung herausgefunden haben.

Die aktualisierten Fünf Komponenten sind:

1. Körperwahrnehmung
2. Haltung
3. Motorische Koordination
4. Muskuläre Fitness
5. Kardiovaskuläre Fitness.

Eine weitere wichtige Komponente, die bei der Arbeit mit Ihren Kindern im Vordergrund stehen sollte, ist die Kräftigung der Bauchmuskeln. Bauchmuskelübungen gehören im Grunde zu den „Haltungsübungen" oder zum allgemeinen Muskeltraining, aber bei unseren Kindern ist dieser Bereich fast immer schwach und untrainiert.

Es wird Zeit, dass unseren Kindern, den Eltern und den betreuenden Fachleuten die nötige Körperkompetenz vermittelt wird, um körperlicher Bewegung die nötige Priorität zuzuweisen.

Hier folgen nun die Definitionen der einzelnen Komponenten und was sie so dringend erforderlich für das Bewegungsprogramm unserer Kinder macht.

2.1 Körperwahrnehmung
Ein Konzept des eigenen Körpers und seiner Körperteile

Obwohl ich normalerweise keine der Fünf Komponenten höher bewerte als die anderen, ist diese vielleicht doch die wichtigste von allen. Schon viel zu oft musste ich sogar bei der Arbeit mit Erwachsenen erleben, dass diese nicht in der Lage waren, ihre einzelnen Körperteile zu identifizieren oder zwischen ihrer rechten und linken Körperseite zu unterscheiden. Das ist einfach ein Unding.

Wenn wir den Kindern ein Sport- und Bewegungsprogramm vermitteln wollen, das jeden Teil ihres Körpers einschließt, sollten sie dafür ihre Körperteile nicht nur kennen, sondern auch darüber Bescheid wissen, wie sie sich anfühlen, sich bewegen und funktionieren.

Das Element Körperwahrnehmung vereint zwei Schwerpunkte: Körperbewusstsein und Körperzusammensetzung. Die Körperzusammensetzung bedeutet die prozentualen Anteile von Fett, Muskeln und Knochen im Körper, wobei es vor allem um das Verhältnis von Fett zu fettfreier Körpermasse geht. Die fettfreie Masse beinhaltet u. a. Muskeln, Knochen, Haut, innere Organe und Wasser.

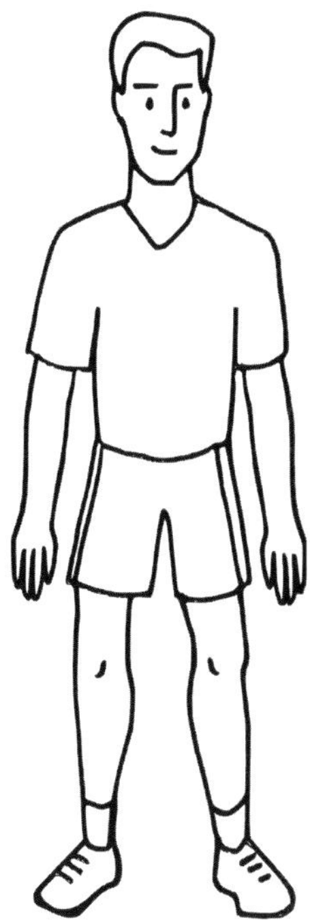

Abbildung 1: *Körperfigur*

Das Körperfett setzt sich vor allem aus dem Unterhautfettgewebe und dem inneren Fett zusammen, das die inneren Organe umgibt. Die Körperzusammensetzung wird entweder als Körperfettanteil oder als Fettfreie-Masse-Index angegeben.

Als Körperbewusstsein oder auch Tiefenwahrnehmung bezeichnet man das eigene Gefühl dafür, wo sich die Körperteile befinden, ohne dass man sie dazu sehen muss. Wie schon zuvor erwähnt ist dies eine wichtige Voraussetzung für die Durchführung eines Übungsprogramms mit Kindern. Wenn ihnen nicht bewusst ist, wo sich ihre Füße befinden, oder sie den Unterschied zwischen ihrer rechten und linken Hand nicht kennen, ist es schwierig, ihnen irgendeinen Bewegungsablauf beizubringen.

Körperzusammensetzungsanalysen (die Feststellung von Gewicht und Körperfettanteil) verschwinden allmählich aus unserem Schulsystem, wahrscheinlich wegen der negativen Assoziationen hinsichtlich Übergewicht oder Fettleibigkeit. Aber wenn wir die Körperzusammensetzung ignorieren – wie wollen wir Kindern und Eltern vermitteln, was ein gesundes Körpergewicht bzw. ein gesunder Körperfettanteil ist?

Es gibt eine sinnvolle Art und Weise, die Körperzusammensetzung zu messen, und dies sollte getan werden, um nicht nur die Kinder, sondern auch die Eltern zu erziehen.

2.2 Haltung
Jede Position, die der Körper einnimmt

Üblicherweise stellen oder setzen sich Menschen, wenn sie eine besonders „gute“ Haltung einnehmen wollen, automatisch aufrecht hin, drücken die Schultern nach hinten, ziehen den Bauch ein und halten sich gerade. Auch wenn eine solche Position zur Verbesserung der muskuloskelettaler Funktion und körperinterner Prozesse beiträgt, sollte sie doch keinesfalls „Haltung“ definieren.

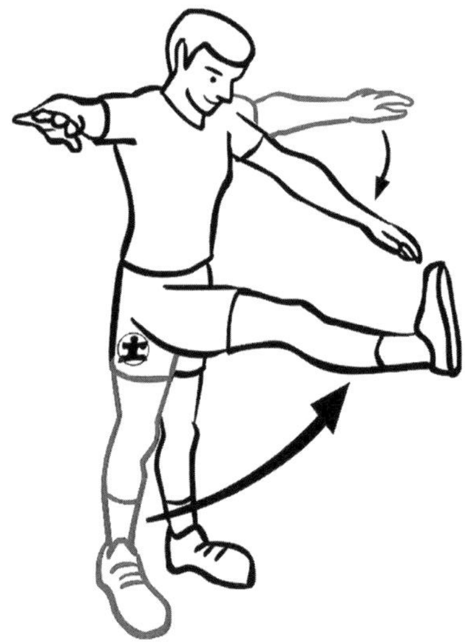

Abbildung 2: *Frankenstein-Übung*

Die Körper unserer Kinder sind den ganzen Tag in Bewegung, manchmal bewusst und oft unbewusst. Aber ganz gleich in welcher Absicht – eine gute Haltung ist ein wichtiger Beitrag zur kindlichen Gesundheit.

Wenn ich vor einem Schrank stehe und mich strecke, um etwas herunterzuholen, nehme ich eine Haltung ein. In die Hocke gehen, um etwas aufzuheben, ist ebenfalls eine Haltung. Um all diese Positionen einzunehmen, braucht der Körper Balance und statische wie dynamische Flexibilität.

Balance ist die Fähigkeit, gegen die Schwerkraft eine Körperposition einzunehmen und zu halten. Die Muskeln wirken zusammen, um die Standfestigkeit des Körpers zu gewährleisten. Beim Begriff „Gleichgewicht“ denkt man im Zusammenhang mit körperlichen Aktivitäten oft als Erstes an „auf einem Bein stehen“. Aber auch wenn man dabei natürlich die Balance halten muss, ist Gleichgewicht doch wesentlich komplexer. Sind die Arme Ihres Kindes gleich lang? Kann das rechte Bein ebenso gut treten wie das linke? Größe und Funktion der Gliedmaßen können sich durchaus unterscheiden, besonders bei Kindern mit Behinderungen. Wenn der Körper das Gleichgewicht halten muss, sind dabei beide Hirnhemisphären im Einsatz und tragen dazu bei, in Balance zu bleiben.

Beweglichkeit wird oft damit gleichgesetzt, dass man sich hinsetzt, die Beine und Gelenke streckt, während ein Körperteil passiv bewegt und in einer Position gehalten wird. Das ist auch ohne Zweifel wichtig und sollte stets Teil der täglichen Bewegungsübungen sein, aber es sollte durch dynamische Flexibilität in ihrer einfachsten Form – Beugen und Strecken – ergänzt werden. Dynamische Flexibilität ist eine wichtige Fähigkeit und Voraussetzung für viele grobmotorische Bewegungsabläufe.

2.3 Motorische Koordination

Die Fähigkeit, die Sinne – wie Sehen und Hören – in Kooperation mit den Gliedmaßen zur problemlosen und genauen Durchführung motorischer Aufgaben anzuwenden

Wussten Sie, dass Kinder, die imstande sind zu hüpfen, meist besser lesen können? Beim Hüpfen wie beim Lesen ist das Zusammenwirken beider Hirnhälften notwendig. Die linke Hirnhälfte ist aktiv, wenn die rechte Körperhälfte bewegt wird, und die rechte Hirnhälfte ist aktiv, wenn sich die linke Körperhälfte bewegt. Die Unfähigkeit zu hüpfen ist ein Indikator dafür, dass die beiden Hirnhälften nicht so harmonisch zusammenarbeiten, wie sie sollten.

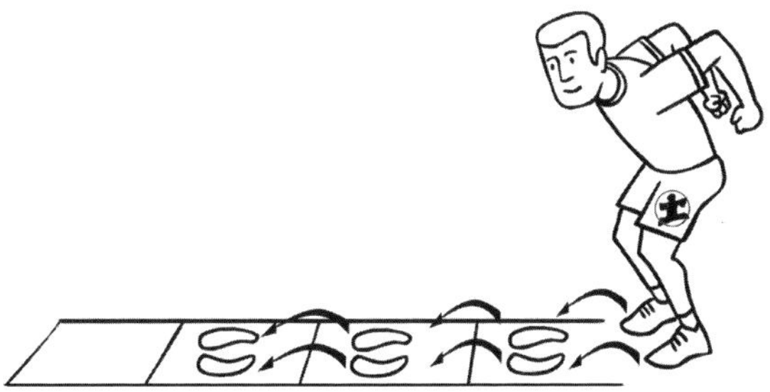

Abbildung 3: *Hüpfen*

Wenn es um motorische Koordination geht, stellen Sie sich große grobmotorische Bewegungen vor, wie Hüpfen, Rennen und Gehen. Aber denken Sie auch an die dazu nötige Bewegungskoordination und -planung: Auge-Fuß- und Auge-Hand-Koordination.

In diesem Buch sind viele Aktivitäten beschrieben, die zur Entwicklung grobmotorischer Koordination beitragen können, und sie sollten täglich geübt werden. Auch die feinmotorische Koordination ist für unsere Kinder wichtig und kann der „Motorischen Koordination“ zugeordnet werden; allerdings überlasse ich dieses Spezialgebiet den Ergotherapeut*innen. Ich würde Ihnen aber empfehlen, Aktivitäten für die Feinmotorik zusätzlich zu den grobmotorischen Übungen zu praktizieren, wenn Ihr Kind das braucht. Motorische Koordination ist ein wichtiger Bestandteil der kindlichen Entwicklung, und Sie sollten versuchen, sie in das tägliche Programm Ihres Kindes zu integrieren.

2.4 Muskuläre Fitness
Die Stärke und Ausdauer der Muskeln

Unter Muskelstärke wird die maximale Kraft verstanden, zu der man in einer isolierten Bewegung einer einzelnen Muskelgruppe fähig ist. Das ein- oder zweimalige Heben schwerer Gewichte ist die wirksamste Methode zur Erhöhung der Muskelstärke.

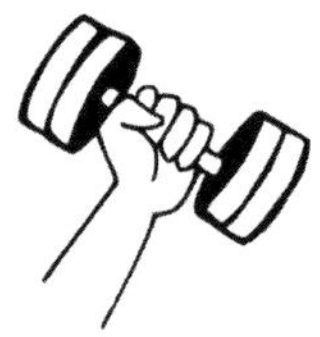

Abbildung 4: *Gewichtheben*

Muskuläre Fitness bedeutet die Fähigkeit der Muskeln, wiederholt eine submaximale Kraft einzusetzen, um für einen gewissen Zeitraum eine submaximale Kontraktion aufrechtzuerhalten. Gebräuchliche Übungen für die muskuläre Ausdauer sind Sit-ups, Kniebeugen, Liegestütze, Klimmzüge oder Gewichtheben mit jeweils 10–15 Wiederholungen.

Auf der Grundlage der veralteten Theorie der fünf Komponenten wurden muskuläre Stärke und muskuläre Ausdauer bei der Lehre vom menschlichen Körper getrennt voneinander behandelt. Das aber führt zu Missverständnissen. Frauen scheuen sich oft, mit Gewichten zu trainieren, weil sie fürchten, davon wüchsen ihnen große Muskelpakete.

Das muss aber keineswegs so sein, und außerdem trägt das Training mit Gewichten dazu bei, Osteoporose zu verhindern, die bei vielen Frauen auftritt. Männer verwenden gern möglichst schwere Gewichte, was ihr Verletzungsrisiko erhöht; dabei können leichtere Gewichte ebenso effektiv wirken. Was das Training mit Kindern betrifft, herrscht meist große Ratlosigkeit bei Eltern und Fachleuten.

Die häufigste Frage, die mir in Sachen Muskeltraining gestellt wird, ist die: „Sollte mein Kind Gewichte heben?“ – Ja. „Wie viele Wiederholungen sind sinnvoll?“ – Das kommt darauf an. „Sind viele Wiederholungen wirksamer als weniger?“ – Normalerweise ja. „Sollten Kinder lieber mit Fitnessbändern arbeiten als mit Hanteln?“ – Sie können beides nehmen.

Vergessen Sie nicht, dass Hanteln und Fitnessbänder neben dem Aspekt des Muskeltrainings aus autistischer Sicht noch andere positive Wirkungen haben können. Sie erfüllen, ebenso wie Gymnastikbälle und auf dem eigenen Körpergewicht basierende Übungen, sensorische Bedürfnisse Ihrer Kinder. Viele Eltern und Lehrer wollen „altersgemäße" Aktivitäten für ihre Kinder. Muskeltraining ist für jedes Alter perfekt. Trotz der weit verbreiteten Bewegungsarmut werden Sie in Fitness- und Gymnastikstudios Menschen jeden Alters beim Training finden.

Muskuläre Fitness ist ein wichtiger Bestandteil im täglichen Leben eines jeden Kindes und sollte auf die bestmögliche Weise und mit den korrekten Bewegungsabläufen unterrichtet werden. Kräftige Muskeln fördern die sensorische Integration und Tiefensensibilität. Wenn Sie (oder eine andere Person) sich nicht sicher über die Höhe des Gewichts in einer Übung sind, wählen Sie immer das kleinste Gewicht. Auch wenn Ihnen die genaue Durchführung einer Übung oder die korrekte Anwendung eines Gerätes nicht klar ist, warten Sie damit, bis alle Fragen beantwortet sind.

Durch die Kombination der früher getrennten Komponenten Muskelkraft und Muskelausdauer werden Sie und Ihr Kind besser verstehen können, wie wichtig die muskuläre Fitness ist.

2.5 Kardiovaskuläre Fitness

Die Fähigkeit von Herz, Lungen und Gefäßsystem, Sauerstoff zu den arbeitenden Muskeln zu transportieren, um so ausdauernde körperliche Bewegung zu ermöglichen

Kardiovaskuläre Fitness wird von vielen als eines der wichtigsten Elemente jedes Fitnessprogramms angesehen. Das Herz treibt uns an: Es muss also stark und leistungsfähig sein.Für unsere Kinder können kardiovaskuläre Aktivitäten zu den herausforderndsten Komponenten ihres Übungsprogramms gehören. Was stellen Sie sich vor, wenn Sie an „Kardio" denken? Joggen, Training auf dem Laufband oder dem Heimtrainer-Rad? Alles gute Beispiele.

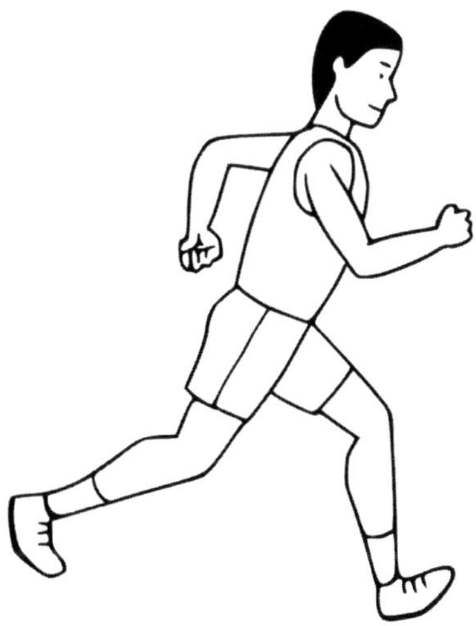

Abbildung 5: *Laufen*

Allerdings ist es bei manchen Kindern schon ein Kunststück, sie einfach nur zum Aufstehen und zum Gehen zu bewegen. Man sollte kein Kind zum Laufen zwingen, wenn es nicht dazu bereit ist. Für ein Kind, das meistens am Computer sitzt oder Videospiele spielt, kann moderates Gehen für den Anfang schon eine Verbesserung der kardiovaskulären Fitness bedeuten. Ihre Aufgabe als Eltern oder Lehrer*in wird es sein, die richtigen Motivatoren zu finden und das Kind dazu zu bringen, sich mehr zu bewegen.

Wenn Sie Zugang zu einem Schwimmbecken haben: Neben der Stärkung des kardiovaskulären Systems trägt Schwimmen auch dazu bei, das sensorische System des Kindes zu beruhigen. Bereits ein geringes Maß an Bewegung verbessert das kardiovaskuläre System, und mit der Zeit können Sie dafür sorgen, dass es mehr wird.

2.6 Starke Bauchmuskeln

Die gleichmäßige Entwicklung der Muskeln, die den Rumpf des Körpers stabilisiert, justiert und bewegt

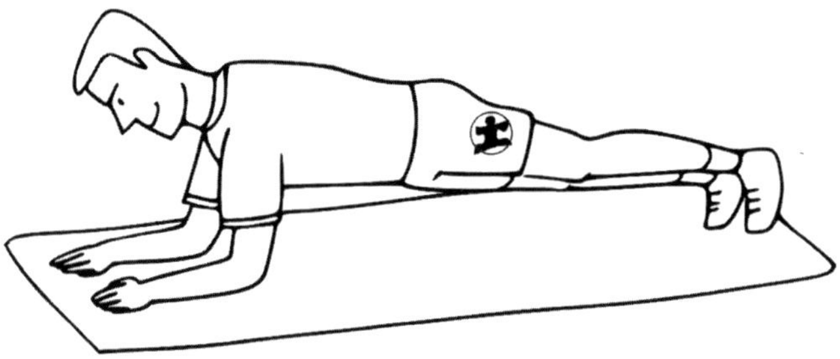

Abbildung 6: *Bauchmuskeltraining*

Wie bereits erwähnt ist die Bauchmuskulatur häufig ein eher schwacher Teil des Körpers unserer Kinder. Kräftige Bauchmuskeln können dazu beitragen, dass sich die Haltung und die grobmotorischen Fähigkeiten verbessern, und wirken sich außerdem positiv auf die Verdauung und auf die Sprachentwicklung aus.

Es ist wichtig, dies als eine eigenständige Komponente des Bewegungsprogramms zu betrachten. Versuchen Sie, einige dieser Übungen in die tägliche Routine aufzunehmen. Sie finden in diesem Buch eine Menge Übungen zur Stärkung des Bauchbereichs Ihres Kindes, die über die gefürchteten Sit-ups hinausgehen, die von den meisten Kindern gehasst und normalerweise auch nicht korrekt ausgeführt werden.

3.

Entwicklung eines individuellen Programms

Ein Übungsprogramm aufzustellen ist nicht ganz leicht. Tatsächlich habe ich in den letzten zehn Jahren häufig die gleiche Frage gehört: „Können Sie einen Workout-Plan für mich machen?“

Mir kommt es vor allem darauf an, es Ihnen so einfach wie möglich zu machen. Ich möchte, dass Sie sich mit Ihren Kindern oder Schüler*innen körperlich bewegen, und werde Ihnen ganz genau zeigen, wie ich es gemacht habe. Die in diesem Kapitel beschriebenen Techniken sind für den Einzelunterricht gedacht.

Seit vielen Jahren bringe ich Eltern und Fachleuten, die nicht aus dem Sportbereich kommen, Bewegungsprogramme bei, und nachdem sie an meinen Workshops teilgenommen, meine Bücher gelesen und meine DVDs angeschaut haben, arbeiten die meisten sehr erfolgreich. Den gleichen Erfolg können auch Sie mit Ihren Kindern oder Schüler*innen haben.

Reality-Fitnessshows

Haben Sie schon einmal eine dieser Abnehm-Shows im Fernsehen gesehen? Oft gibt der Trainer einem Teilnehmer ein Ziel vor, das dieser erreichen soll, beispielsweise zehn Liegestütze, und wenn der Teilnehmer das geschafft hat, sagt der Trainier: „Und jetzt noch zehn!“ und dann noch einmal „Und noch zehn!“.

Versuchen Sie das mal mit einem autistischen Kind – wahrscheinlich haut es Ihnen eine runter. Und vielleicht sollten die Teilnehmer*innen dieser Fernsehshows das auch mit ihren Trainer*innen tun!

Grundsätzlich verstehen wir alle, warum Trainer*innen so mit den Teilnehmer*innen umgehen (damit sie Gewicht abnehmen und dazu ihr volles Potenzial ausschöpfen), aber bei unseren Kindern wird diese Methode nicht funktionieren. Wenn man ihnen ein Ziel gesetzt hat und sie es erreichen, sollte das entsprechend gewürdigt werden, um ihr Selbstvertrauen zu stärken. Man sollte sie keinesfalls frustrieren, weil sie vielleicht gar nicht verstehen, dass Bewegung gut für sie ist.

Ausstattung

Damit Ihr Kind die Ziele, die Sie mit ihm gemeinsam gesetzt haben, auch erreichen kann, müssen einige Vorbereitungen getroffen werden. Sie werden vermutlich einiges oder alles von der folgenden Liste brauchen:

- Timer (Stoppuhr, Zeitschaltuhr, Sanduhr)
- Anschlagbrett
- bebilderte Pläne
- illustrierte Übungsanleitungen
- sensorische Spielzeuge
- Erst-Dann-Karten
- Wasser und Handtuch
- Leuchten mit der Möglichkeit zum Dimmen bzw. An- und Ausschalten
- Musik.

Es ist wichtig, möglichst viele Hilfsmittel für Ihr Kind zur Verfügung zu haben, denn sie können in einem Moment der Frustration oder Überstimulation doch noch zu einem Erfolgserlebnis verhelfen. Auch wenn Ihr Kind sie sonst in der Schule oder im Alltag nicht braucht, würde ich sie für die Bewegungsstunden sehr empfehlen. Im Grundschul- und Mittelstufenalter haben sich visuelle Hilfsmittel wie illustrierte Stundenpläne und Bildkarten als sehr effektiv dabei erwiesen, mit Übergängen klarzukommen, konzentriert bei einer Sache zu bleiben und zu Hause selbstständige Aktivitäten zu Ende zu führen wie z. B. Zähneputzen (Bryan & Gast, 2000; Dettmer, Semson, Myles & Ganz, 2000; MacDuff, Krantz & McClannahan, 1993).

Bewegung führt zu ungewohnten Körpergefühlen – Schweiß, Erhitzung, beschleunigter Herzschlag, Muskelanspannung –, die das Kind vielleicht noch nie in einer solchen Situation empfunden hat. In diesem Fall ist meist mehr Unterstützung nötig.

Einkaufen gehen

Es fängt mit einem Plan an. Sie schmieden Pläne oder setzen sich tägliche Ziele. Wenn Sie zur Arbeit gehen, haben Sie vielleicht eine To-do-Liste für den Tag. Bevor Sie in den Lebensmittelladen gehen, schreiben Sie eine Einkaufsliste. Wenn Sie einen Plan entwerfen, um Ihr Kind dazu zu bringen, sich zu bewegen, denken Sie nicht an Kalorien, Zeit und bestimmte Problemzonen, an denen gearbeitet werden soll – jedenfalls noch nicht. Ihr erstes Ziel sollte sein, das Kind zum Mitmachen zu bewegen. Es in Bewegung zu setzen, und sei es nur für fünf Minuten, ist schon ein Erfolg! Es ist ein Anfang – bleiben Sie dran und konzentrieren Sie sich auf den Erfolg Ihres Kindes.

Wenn Sie Ihre Einkaufsliste machen, schreiben Sie vermutlich alles, was Sie brauchen, ohne eine bestimmte Reihenfolge auf. Aber wenn Sie im Laden sind, holen Sie sicher nicht erst die Äpfel, laufen dann zum Kühlregal und gehen dann wegen der Bananen wieder zurück zum Obst, oder? Sie holen das, was Sie in jeder Abteilung brauchen, und gehen dann weiter zur nächsten.

Mit einem Trainingsplan ist es ähnlich. Aber wenn Sie und Ihr Kind gerade erst am Anfang sind, machen Sie sich keine Sorgen, ob Sie nun am Montag die Arme trainieren sollen und am Dienstag den Brustkorb. So würde es ein Bodybuilder machen, aber Ihr Kind ist schließlich kein Bodybuilder.

Die Übungen in diesem Buch basieren auf den Fünf Komponenten und dem, was Ihr Kind braucht, und das ist vor allem regelmäßige Aktivität und Wiederholung. Sie können die Übungen öfter als einmal pro Woche machen, und wenn Sie fünf Tage lang täglich die gleiche Übung machen, ist das großartig. Ihr Kind bewegt seinen Körper und fordert seinen Geist heraus.

Sätze und Wiederholungen

Sätze und Wiederholungen sind typischer Sportstudiojargon, mit dem eine Übung oder ein Übungsprogramm beschrieben wird. Meist werden diese Begriffe beim typischen Krafttraining (mit Gewichten) verwendet, aber sie sind auch geeignet, um jede der Übungen im Rahmen der Fünf Komponenten zu unterrichten. Das Prinzip von Sätzen und Wiederholungen ist hilfreich, um ein effektives Übungsprogramm zu entwerfen.

Sätze: Hier wird festgelegt, wie oft eine bestimmte Übung durchzuführen ist, z. B.: „Billy macht zwei Sätze Liegestütze.“

Wiederholungen: Hier wird festgelegt, wie oft eine Übung im Rahmen eines Satzes durchzuführen ist, z. B. „Billy macht zwei Liegestütz-Sätze mit je sechs Wiederholungen."

Drei Sätze à zehn Wiederholungen

Drei Sätze à zehn Wiederholungen halten viele für die effektivste Anzahl in einem Trainingsplan. Das bedeutet, dass eine Übung zehnmal durchgeführt wird, dann gibt es eine Pause von 30 Sekunden, dann wieder zehn Wiederholungen, Pause, und dann der dritte Satz à zehn.

Aber das ist keine allgemeingültige Wunderformel. Wenn man beispielsweise noch nie Hüftextensionen geübt hat, kann ein Satz mit drei Wiederholungen schon großartig sein. Das Entscheidende sind realistische Erwartungen und Ziele für Ihr autistisches Kind. Es kann Wochen, sogar Monate dauern, je nach den Möglichkeiten des Kindes, bis es drei Sätze à zehn Wiederholungen einer bestimmten Übung schafft. Bei einer anderen Übung fällt ihm das möglicherweise viel leichter.

Wenn ich mit einem Kind arbeite, fange ich bei den meisten Übungen mit nur einem Satz an. Ich möchte nicht, dass es sich langweilt, und besonders am Anfang eines Trainingsprogramms will ich seine Aufmerksamkeit wachhalten.

Bei nur einem Satz pro Übung können Sie deutlich feststellen, welche Übung ihr Kind gern macht und worin es besonders gut ist. Beim nächsten Mal können Sie schon mehrere Sätze und Wiederholungen versuchen oder solche Übungen/Aktivitäten anbieten, die am besten zu seinen Stärken und Vorlieben passen.

Weniger ist mehr

Viele Menschen glauben, je mehr sie tun, umso besser ist es. Das ist nicht richtig. Manche Leute treiben ihren Körper beim Training zu Extremleistungen an. Das ermüdet und schwächt nicht nur den Körper, sondern auch die Psyche. Der Trainingseffekt geht verloren und die Muskelkraft lässt nach. Das führt häufig zu Verletzungen.

Ebenfalls ist die „Es muss wehtun, sonst wirkt es nicht"-Mentalität völlig unsinnig und kann dazu führen, Ihnen und Ihrem Kind die Freude an der Bewegung zu nehmen. Denken Sie immer daran, dass diese Kinder verstärkte Sinnesempfindungen haben und möglicherweise von den körperlichen Gefühlen irritiert sind, die sie beim Training spüren. Eine „Weniger-ist-mehr"-Philosophie verringert die Verletzungsgefahr und bereitet ihren Körper sinnvoll auf das Training vor.

Sie können bei jedem Workout oder jede Woche die Anzahl der Sätze und Wiederholungen variieren. Eine solche Variation ist nicht nur gut für das muskuläre und kardiovaskuläre Fitnesslevel des Kindes, es kann außerdem zur Verbesserung seiner sozialen Fähigkeiten und seiner Anpassungsbereitschaft beitragen.

4. Gestaltung individueller visueller Übungspläne

Ich habe bereits darauf hingewiesen, wie wichtig visuell gestützte Übungsvorlagen für das Trainingsprogramm mit Ihrem Kind sind. Wenn das Kind nicht gut auf verbale Anweisungen anspricht oder sich schnell von solchen Anweisungen oder ungewohnten Umgebungsgeräuschen überstimuliert fühlt, sind visuelle Anleitungen eine eher sensitive Methode, die es ihm dennoch ermöglicht zu verstehen, was von ihm erwartet wird.

Visuelle Anleitungen sind für alle Altersgruppen gleich gut geeignet, von der Vorschule bis in die Mittelstufe. Bei der Arbeit mit kleinen Kindern gehören zu einer effektiven visuellen Unterstützung auch visuelle Übungspläne, die die aktive Mitwirkung fördern, visuelle Anleitungen zur Förderung sozialer Interaktion und Bildkarten zur Unterstützung der Kompetenzentwicklung (Krantz & McClannahan,1998; Massey & Wheeler, 2000; Morrison, Sainato, Benchaaban & Endo, 2002).

Im Folgenden werde ich Ihnen drei Beispiele zeigen, wie man in einer individuellen Übungseinheit mit visuellen Medien eine Struktur etablieren kann. Den Anfang machen die Erst-Dann-Karten, gefolgt von einem Rot-Grün-Übungsplan und dem etwas anspruchsvolleren Plan mittels eines Whiteboards. Ich verwende das trocken abwischbare Whiteboard-Modell häufig bei meinen Champions. Wenn Sie bereits mit autistischen Kindern gearbeitet haben, sind Sie sicher mit der Erst-Dann-Tafel und dem Rot-Grün-Plan vertraut.

4.1 Verwendung einer Erst-Dann-Tafel

Die Erst-Dann-Tafel ist eine visuelle Darstellung, die zeigt, was auf eine Aufgabe folgt, die eher unbeliebt ist. Zum Beispiel:

Erst	**Dann**
Hüftstreckung	**den Gymnastikball umarmen**
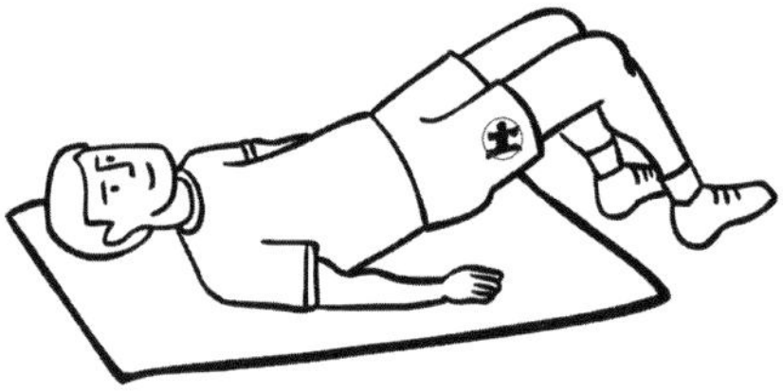	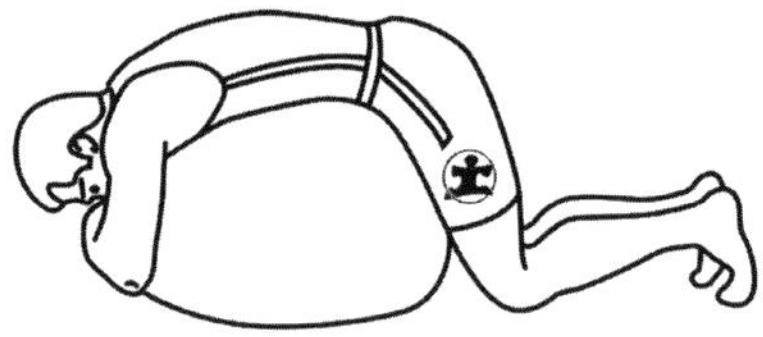

Abbildung 7: *Beispiel für „Erst-Dann-Tafel": Erst Hüftstreckung, dann den Gymnastikball umarmen*

Eine Erst-Dann-Tafel ist hilfreich, wenn es gilt, dass Kinder Anweisungen befolgen und neue Dinge, wie z. B. Bewegungsübungen, lernen.

Die Erst-Dann-Tafel illustriert, auf welche Art das Kind sein Bewegungsprogramm am besten durchführen soll. Sie legt die Grundlage, die nötig ist, um mehrschrittige Anweisungen und Aktivitäten auszuführen und zu lernen, mit komplexeren Systemen wie einem Übungsplan umzugehen.

Wie wird die Erst-Dann-Tafel verwendet?

Legen Sie fest, welche Übung das Kind zuerst durchführen soll (die Karte kommt in die „Erst"-Box), und dann etwas, was das Kind bekommt oder tun darf (die Karte kommt in die „Dann"-Box), nachdem es die „Erst"-Übung gemacht hat. Dieser Anreiz sollte etwas ausreichend Motivierendes sein, damit das Kind die Übung bereitwillig durchführt und Ihre Anweisungen befolgt.

Es ist wichtig, dass Sie überzeugende, motivierende Anweisungen geben, während Sie die Karten platzieren. Wenn Sie neue Aufgaben, Strukturen und Routinen mit Begeisterung und Überzeugungskraft vorstellen, vergrößert das die Chance, dass Ihr Kind es Ihnen gleichtut. Verwenden Sie so wenige Worte wie möglich. „Zuerst die Hüftstreckung, dann auf dem Ball liegen" ist ein gutes Beispiel, aber achten Sie dabei auf Ihren Tonfall. Als Nächstes können Sie sagen: „Die Hüftstreckung ist geschafft, nun leg dich auf den Gymnastikball."

4.2 Verwendung eines Start/Finish-Übungsplans (Rot-Grün-Plan)

Ein Übungsplan ist die visuelle Darstellung dessen, was im Rahmen einer Unterrichtsstunde, einer Übung oder Aktivität passieren soll.

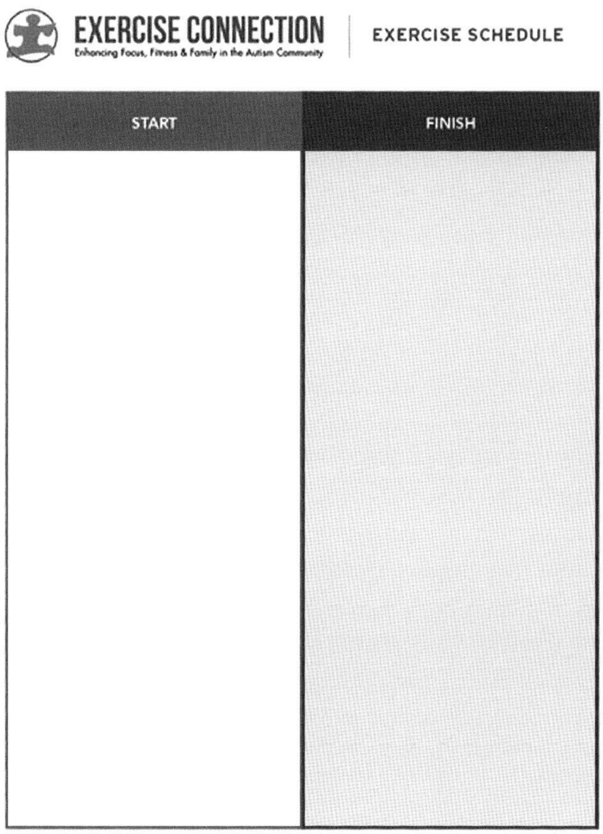

Abbildung 8: *Start/Finish-Übungsplan*

Ein Übungsplan hilft dabei, eine Aufgabe in mehrere Schritte aufzuteilen, um zu gewährleisten, dass jeder Schritt in der richtigen Form gelernt wird. Außerdem trägt er dazu bei, eventuelle Angst und Inflexibilität hinsichtlich veränderter Situationen zu verringern, indem er zeigt, wann jede Aktivität im Laufe des Trainings, des Unterrichts oder des Tages stattfinden wird.

Der Übungsplan basiert auf einem „To-do- und Erledigt"-Schema, wobei die „To-do"-Seite grün und die „Erledigt"-Seite rot ist. Er findet häufig in der Behindertenarbeit Verwendung. Dieses Rot-Grün-Schema hilft den Kindern zu verstehen, was genau sie tun sollen.

Wenn Ihr Kind mithilfe der Erst-Dann-Tafel das Konzept aufeinanderfolgender Aktivitäten verstanden hat, können Sie einen etwas komplexeren Plan für eine Übungsserie innerhalb einer Schul- bzw. Übungsstunde einführen.

Wie wird der Übungsplan verwendet?

Wählen Sie zuerst einige Übungen aus, von denen Sie meinen, dass Ihr Kind sie in einer bestimmten Reihenfolge durchführen kann. Wechseln Sie nach Möglichkeit die Übungen, die das Kind gut kann, mit solchen ab, die eher unbeliebt sind. Außerdem können Sie auch sensorische Aktivitäten oder andere Lieblingsbeschäftigungen, die nichts mit Bewegung zu tun haben, zwischen den Übungen einbauen. Das können ein paar Minuten im Berührungsapparat sein, malen oder spielen. So bleibt es interessant und das Kind gibt sich Mühe, seinen Übungsplan zu erledigen.

Kleine Abbildungen auf der linken Seite signalisieren dem Kind, dass es diese Übungen erledigen muss. Überprüfen Sie den Plan vor Beginn gemeinsam mit dem Kind. Er sollte während der ganzen Stunde für das Kind deutlich sichtbar sein.

Idealerweise sollte jedes Kind seinen Plan stets bei sich tragen, aber wahrscheinlich müssen Sie oder die Assistent*innen das übernehmen. Sie können den Plan auch an die Wand hängen, und nach jeder Übung geht das Kind hin und nimmt die aktuellen Änderungen vor. Und das bedeutet auch: Diese zusätzlichen Schritte zum Plan an der Wand sind gleichzeitig ein zusätzliches Training für Ihr Kind!

Wenn eine Übung laut Plan an der Reihe ist, geben Sie dem Kind eine kurze verbale Anweisung wie: „Schau auf den Plan."

Wenn es die Übung beendet hat, können Sie ebenfalls sagen: „Schau auf den Plan", aber nun darf es das Bild mit der erledigten Übung auf die rechte Seite hängen.

Sparen Sie nicht mit aufrichtigem Lob und positiver Verstärkung, wenn das Kind den Plan befolgt, neue Übungen geschafft und den Wechsel von einer Aktivität zur nächsten bewältigt hat. Es ist erstaunlich, wozu die Kinder körperlich und geistig imstande sind.

4.3 Verwendung einer Countdown-Tafel (Whiteboard)

Eine visuelle Countdown-Tafel ist ein Hilfsmittel, das Eltern oder Fachleute verwenden können, um dem Kind zu signalisieren, wann eine Aktivität oder ein Übergang anfängt oder endet. Der visuelle Countdown besteht aus Zahlen in absteigender Reihenfolge, die nach einer vorher festgelegten Anzahl Wiederholungen einzeln entfernt werden können.

Wozu eine Countdown-Tafel?

Autistischen Kindern fällt es oft schwer zu verstehen, was sie in einer Übungsstunde erwartet. Die Verwendung einer visuellen Countdown-Tafel kann Ihrem Kind helfen, sich die verlangte Menge von Wiederholungen einer Übung vorzustellen. Sie fordern Ihr Kind beispielsweise auf, acht Hüftstreckungen zu machen, es versteht aber die verbale Ansage nicht – hier dient die Countdown-Tafel als Verständigungshilfe.

Die Countdown-Tafel unterscheidet sich insofern von einem Zeitmesser, als die Zeitabschnitte nicht festgelegt sind, sondern je nach der Situation verändert werden können. Wenn Sie keine richtige Countdown-Tafel zur Verfügung haben, tut es auch ein Anschlagbrett oder ein Whiteboard.

zehn **10**	neun **9**	acht **8**	sieben **7**	sechs **6**
fünf **5**	vier **4**	drei **3**	zwei **2**	eins **1**

Abbildung 9: *Beispiel einer Countdown-Tafel*

Wie wird die Countdown-Tafel verwendet?

Die Countdown-Tafel kann beispielsweise verwendet werden, um das Ende einer Aktivität (einer beliebten oder unbeliebten) anzuzeigen sowie die Anzahl der Sätze und Wiederholungen einer Übung. Man kann sie auch in Verbindung mit einer Erst-Dann-Tafel oder einem Start/Finish-Plan einsetzen, beispielsweise: „Mach erst acht Hüftstreckungen und leg dich dann für zehn Sekunden auf den Gymnastikball.“

4.4 Verwendung einer Anschlagtafel (Whiteboard)

Im Folgenden will ich eine etwas anspruchsvollere visuelle Unterstützung vorstellen, anhand derer man Kindern vermitteln kann, wie viele Sätze und Wiederholungen sie schaffen sollen.

Möglicherweise müssen Sie diese Strategie im Moment gar nicht bei Ihrem Kind anwenden. Wenn Sie mit der Erst-Dann-Tafel und dem Start/Finish-Plan effektiv arbeiten, machen Sie damit weiter. Ich habe die folgende Strategie bei vielen meiner Champions verschiedener Altersstufen und Fähigkeiten verwendet. Versuchen Sie es damit, wenn Sie gern etwas Neues ausprobieren möchten.

In der folgenden Abbildung soll der große Rahmen die Anschlagtafel darstellen. Die kleineren Vierecke, Satz 1, Satz 2 etc., sind mit einem Stift eingezeichnet. Diese kleinen Vierecke stehen für die Anzahl der Sätze, die das Kind in einem Workout durchführen soll. Wenn Sie die Vierecke dauerhaft anzeigen wollen, können Sie farbiges Klebeband statt des Markers nehmen. Zeichnen Sie am besten zuerst ein Beispiel auf ein Blatt Papier.

(Satz 1)	(Satz 2)
(Satz 3)	(Satz 4)

Abbildung 10: *Beispiel einer Anschlagtafel*

Das war leicht, oder?

Vor jeder Übung zeige ich die visuelle Übungsbeschreibung oder lege sie auf den Boden, wenn wir am Boden üben. Wie Sie in der nächsten Abbildung sehen werden, zeige ich auch die Anzahl der gewünschten Wiederholungen. Kann das Kind sprechen, fordere ich es auf, die Zahl laut zu sagen, bevor wir mit der Übung anfangen. Das tue ich auch, wenn es nur begrenzt in der Lage ist, sich verbal zu äußern, indem ich das Kind bitte, mit mir zu zählen, während wir die Übung durchführen. Vergessen Sie nicht, die Übung vorzuführen und/oder sie gemeinsam mit dem Kind auszuführen.

Als Nächstes gebe ich Ihnen ein Beispiel für eine Übung namens „Herabschauender Hund", die ich mit Rachel geübt habe, einer meiner Champions. Aus dieser Abbildung geht hervor, dass noch drei Sätze von den geplanten vier geschafft werden müssen.

Herabschauender Hund
3 x 8 Sekunden

8	8
8	

Abbildung 11: *Beispiel für Anzahl und Dauer einer Übung*

Nach jeder Wiederholung können Sie oder Ihr Kind die jeweilige Zahl wegwischen, so versteht das Kind, was bereits erledigt ist. Wenn alle Nummern weggewischt sind, weiß es, dass es fertig ist!

Nachdem wir nun eine Möglichkeit kennengelernt haben, wie eine Übung gestaltet werden kann, gehen wir zu einer anspruchsvolleren Technik über. Für dieses Beispiel verwende ich eine von Bens Übungsfolgen.

Kniebeuge	Fitnessband im Stehen	Hürdenlauf
2 x 8	2 x 12	2 x 4

Abbildung 12: *Beispiel für eine Übungsfolge*

In der nachfolgenden Abbildung habe ich verschiedene Schriftarten für die Zahlen verwendet, um darzustellen, dass es sich um unterschiedliche Übungen handelt. Normalerweise nehme ich Marker in verschiedenen Farben, wenn ich mit einem Whiteboard arbeite.

8 12 4	8 12 4

Abbildung 13: *Beispiel für verschiedenartige Übungen anhand von verschiedenartigen Zahlen*

Hier verwenden Sie zwar die vier Vierecke, schreiben aber in die unteren nichts hinein. Sie fordern das Kind auf, lediglich zwei Sätze von allen Übungen durchzuführen. Vielleicht fragen Sie sich nun: „Warum teile ich dann das Whiteboard nicht einfach in nur zwei Vierecke auf?“

Ich möchte erreichen, dass das Kind bereits daran gewöhnt ist, den Plan mit vier Sätzen zu sehen, sodass man allmählich zusätzliche Sätze einplanen kann, wenn es so weit ist. Es ist weniger verwirrend für das Kind, wenn sich so wenig wie möglich am Plan verändert.

Dieser Ansatz ist vielleicht nicht für alle Kinder geeignet. Ich verwende ihn nicht bei allen, aber ich habe ihn mit jedem irgendwann ausprobiert. Speziell für einige meiner Champions mit Asperger-Syndrom schreibe ich den Übungsablauf sowie die Zahl der Sätze und Wiederholungen auf ein Blatt Papier. Wenn sie es schwarz auf weiß haben und nach jedem geschafften Satz ein Häkchen setzen können, fühlen sie sich sicherer und freuen sich, dass sie mit dem Ablauf zurechtkommen.

Wenn es ein visuelles Medium gibt, das Ihr Kind bereits aus der Ergotherapie oder aus anderen Zusammenhängen kennt, behalten Sie es bei. Arbeiten Sie damit oder mit anderen visuellen Übungsanleitungen im Rahmen seines gewohnten und bevorzugten Systems.

Die Struktur einer Routine zu verändern kann dazu führen, dass Kinder oder auch Erwachsene verwirrt und frustriert werden und die Lust verlieren, weiterhin mitzuarbeiten. Und genau das wollen wir vermeiden. Wir möchten, dass Bewegung Stress abbaut und nicht noch mehr davon produziert.

Teil III:

Empowerment

5.

Geschichten über Champions

Die in diesem Kapitel aufgeführten Geschichten und Übungsprogramme basieren auf Routinen, die ich mit Adam, Anthony, Ben, Derek, RJ, Rachel, Bill und Roan durchgeführt habe. Sie alle haben mir jedes einzelne Mal, wenn wir zusammengearbeitet haben, etwas Neues beigebracht und mich damit angespornt, ein immer besserer Coach zu werden. Ich berichte auch von ihren Vorgeschichten, und Sie werden erfahren, wie sie es mit ihren Fähigkeiten schafften, Teil der „Exercise Connection"[2] zu werden.

Manchmal hat es fast zwölf Monate gedauert, diese Programme mit den Kindern zu erarbeiten, und in vielen Fällen haben unsere Beziehungen etliche Jahre gedauert. Sogar heute kann für diese Champions jeder Trainingsplan eine Herausforderung bedeuten, weiterhin motiviert zu bleiben. Geben Sie die Kinder niemals auf. Sie brauchen Sie mehr, als Sie vielleicht denken!

2 Eine von David S. Geslak gegründete Fitness-Bewegung für Kinder mit Störungen im Autistischen Spektrum (Anm. d. Übers.).

Adam

Adam war acht Jahre alt, als ich mit ihm zu arbeiten begann. Adam liebt die Chicagoer Sportteams, Hip-Hop und auch, mit seinem Vater zu trainieren. Zwar ist Adam sprachlich eingeschränkt und verfügt nur über ein beschränktes Vokabular, aber er kennt sich mit Musik aus und singt während unserer Trainingsstunden mit. Ich muss immer lächeln, wenn wir miteinander arbeiten. Bei Adam wurde Autismus diagnostiziert.

Als ich Adam das erste Mal traf, lernte ich auch den größten Teil seiner Familie kennen – unter anderem seine Mutter, seinen Vater, die Schwester, die Oma und den Opa. Sie hatten viele Fragen zu Autismus und wie man Adam helfen könnte, denn wie viele Familien suchten sie verzweifelt nach Antworten und wünschten sich, dass Adam sein volles Potenzial ausschöpfen könnte. Ich empfahl ihnen zusätzliche Hilfen und sie stimmten mir alle darin zu, dass er dringend körperliche Bewegung in seinem Alltag brauchte.

Kurz darauf begannen wir einmal pro Woche zusammen zu arbeiten, jeden Samstagmorgen. Während der Woche trainierte Adams Vater mit ihm die Übungen, die ich vorschlug, und Aktivitäten, die er ihm selber beibringen konnte. Er war während der High School Leichtathlet gewesen und hatte an Wettkämpfen in vielen Sportarten teilgenommen. Mithilfe des *Visual Exercise System* und der Zielstrebigkeit seines Vaters arbeitete Adam an Trainingsgeräten mit Gewichten, lernte Baseball, übte Wandsitzen und trainierte auf dem Fahrrad.

Für ein autistisches Kind ist die motorische Planung beim Radfahren eine große Herausforderung, aber es ist nicht unmöglich. Adam trainierte auf einem Spiderman-Rad mit Stützrädern und für noch mehr Übung der motorischen Planung auch auf einem Heimtrainer-Fahrrad. Es war eine schwierige Aufgabe für ihn, aber sein Vater gab dennoch nicht auf.

Ich hatte Adam ungefähr einen Monat nicht gesehen. Die Familie hatte finanzielle Schwierigkeiten, deshalb mussten wir unsere Sitzungen reduzieren. Sein Vater hielt sich aber konsequent an die Übungsstunden mit Adam und arbeitete mit dem *Visual Exercise System*. Und zwar tat er das nicht nur unterhalb der Woche, sondern hielt die gleiche Übungsroutine auch am Samstagmorgen ein, wenn wir Adam mit ins Untergeschoss nahmen, wo auch sein Opa wohnte und wo wir normalerweise zusammen trainierten.

An diesem speziellen Samstagmorgen, bevor Adam und ich ins Untergeschoss hinuntergingen, sagte sein Vater ganz ruhig zu mir: „Er kann jetzt auf dem Rad fahren. Wir haben in den vergangenen zwei Wochen daran gearbeitet." Ich war neugierig und etwas besorgt, Adam auf dem Rad zu sehen. Vor unserer „Pause" brauchte er jede Menge Zuspruch, um auch nur eine Umdrehung der Pedale zu schaffen.

Ich bat den Vater, mir zu zeigen, was er mit Adam erreicht hatte. Wir gingen hinunter und er half Adam auf das Heimtrainer-Fahrrad. Er steckte seine Füße in die Pedalbindungen und sagte kurz: „Los!" Adam schaffte drei Umdrehungen hintereinander! Ich war verblüfft. Der Vater und ich gaben uns „Take Five" und ich sagte: „Es ist unglaublich – gut gemacht!"

Adams Vater antwortete mit einem Satz, den ich noch nie von ihm gehört hatte. Er sagte zu mir: „Und ‚sie' haben gesagt, er würde nie Radfahren lernen."

Adam ist wieder einen Schritt näher dem selbstständigen Fahrradfahren gekommen und hat damit bewiesen, dass „sie" – die Expert*innen – Unrecht hatten. Manchmal geben einem Ärzt*innen und sogar die größten Sachverständigen keine Hoffnung. Väter, Mütter, Therapeut*innen und Fachleute: Ich hoffe, Adams Geschichte tut es!

Anthony

Anthony war 13 Jahre alt, als wir begannen, miteinander zu arbeiten; inzwischen ist er sechzehn. Anthony liebt chinesisches Essen: weißen Reis, Sesamhühnchen und besonders gefüllte Teigtaschen. Außerdem mag er Comicbücher. Bei Anthony wurde eine nicht näher bezeichnete pervasive Entwicklungsstörung PDD NOS (Pervasive Developmental Disorder – Not Otherwise Specified) diagnostiziert. Er kann sich verbal verständigen.

Als wir zum ersten Mal zusammen trainierten, besorgte ich vorher ein Comicbuch, das ihm als Motivator dienen sollte. Während unserer Stunden erinnerte er mich zwischendurch immer wieder daran: „Du weißt, dass ich mich für das Comicbuch so anstrenge." „Ja, ich weiß, und du machst das großartig und wirst immer stärker", antwortete ich dann oft. Dann erinnerte ich ihn daran, dass Bewegung ihm helfen konnte, seine zeichnerischen Fähigkeiten zu verbessern und noch kreativer zu werden. Ich sagte das einerseits, weil es der Wahrheit entsprach, aber auch, weil er mir erzählt hatte, dass er später ein Comiczeichner werden wollte.

Ich weiß, dass Anthony – wie viele andere Kinder auch – nicht alles genau versteht, was ich ihm sage, aber ich wollte ihm klarmachen, wie wichtig Bewegung für seine Gesundheit ist. Ich habe keinerlei Zweifel, dass er ein guter Comiczeichner werden und auch jedes andere Ziel erreichen kann, das er sich setzt.

Im Laufe der vergangenen drei Jahre ist Anthony körperlich und emotional gereift. Er ging mir damals bis zur Schulter, aber nun ist er schon fast größer als ich. Er hat sich in allen Bereichen der Fünf Komponenten verbessert und sein Selbstvertrauen ist ebenso wie seine Körpergröße in die Höhe geschossen.

Noch immer spielen Comicfiguren in unserer wöchentlichen Trainingsstunde eine Rolle, aber inzwischen muss ich kein Geld mehr für Comicbücher ausgeben, auch wenn ich nichts dagegen hätte.

Vor kurzer Zeit trainierten wir an der Brust-Drück-Maschine. Seine Haltung war nicht ganz zu meiner Zufriedenheit, also sagte ich zu ihm: „Zeig mir deine Superman-Brust." Er grinste, dann nahm er die Schultern nach hinten und streckte ein wenig den Brustkorb heraus. Ich musste nichts weiter sagen oder ihm irgendeine Hilfestellung geben. Superman machte die ganze Arbeit für mich.

Letztens kam Anthonys Vater ins Untergeschoss, um nachzusehen, was wir für Fortschritte machten. Er war verblüfft über Anthonys Entwicklung. Und er spornte ihn mit fünf einfachen Worten an: „Ich bin stolz auf dich!" Als Anthony vor drei Jahren mit dem Bewegungstraining anfing, hatten sein Vater, seine Mutter und ich ihm immer wieder zugeredet, auch allein oder mit seinem Vater zu üben. Er wollte davon nichts wissen. Aber an diesem Tag verkündete er seinem Vater: „Wir können zusammen trainieren."

Anthonys Übungsplan

Übungsroutine 1				
Armstrecken (Gewichte)	Hüftstreckung	Oberkörperdrehung	Unterarmstütz	Voller Sit-up mit gestreckten Beinen
Je 2 x 12 (1-kg-Hantel)	2 x 15	Je 2 x 8	2 x 25 Sek.	2 x 6
Anthony schafft das unter zehn Minuten!				

Übungsroutine 2		
Klimmzüge mit Hilfestellung	Knie-Ellbogen-Übung	Liegestützsprung
3 x 6	3 x 40	3 x 10
Anthony schafft das in acht Minuten!		

Ben

Als ich anfing, mit Ben zu arbeiten, war er 20 Jahre alt – heute ist er 23. Er war immer schon körperlich aktiv gewesen. Ben hat einen kräftigen Körperbau und machte bei seinen Übungsroutinen schnelle Fortschritte, da er schon als Kind mit Sport und Bewegung angefangen hat. Bei unseren Workouts hören Ben und ich immer seine Lieblingsmusik, von *Kidz Bop* bis *The Wiggles*, und auch mal ein paar Oldies. Bei Ben wurde Autismus diagnostiziert, er spricht nicht. Ich begann mit Ben zu arbeiten, weil seine Eltern etwas Neues mit ihm versuchen wollten. Die Übungen und Trainingsprogramme, die Ben beherrscht, sind absolut erstaunlich, und dies ist der Verdienst seiner Eltern, die ihn bereits so früh mit körperlicher Bewegung vertraut gemacht haben.

Ich habe bei der Arbeit mit Ben das *Visual Exercise System* angewendet, an das er sich strikt gehalten hat. Während der Trainingsprogramme schaut er oft zu seinem Übungsplan und dem Anschlagbrett hinüber, um sich zu vergewissern, was von ihm erwartet wird und wann er mit den Übungen fertig ist.

Wie viele unserer Kinder ist Ben sehr sensibel für Geräusche. Manchmal flüstere ich, wenn ich ihm etwas sagen will, und ist er ein wenig von seiner Übung abgelenkt, zeige ich einfach auf die entsprechende Abbildung und er ist wieder bei der Sache. Ich muss gar nichts weiter sagen.

Zu Beginn des Trainings mit Ben spielten Gewichte noch keine Rolle. Da aber Dauerlauf für Ben eine zu große Herausforderung darstellte und im Fitnessraum auch nicht die beste Idee wäre, suchte ich nach anderen Wegen für ihn, um Kalorien zu verbrennen. Für manche Kinder sind da Gewichte die richtige Lösung.

Ich probierte mit ihm das Kurzhantel-Bankdrücken am Boden aus, aber für ihn war die korrekte motorische Planung zu schwierig, ebenso wie die 2½ Kilo schwere Hantel in jeder Hand. Mit seinem Vater hatte er beim örtlichen YMCA[3] an Kraftmaschinen gearbeitet, aber Kurzhanteln erfordern Koordination, Balance und Kraft.

Jetzt, drei Jahre danach, beherrscht Ben das Kurzhantel-Bankdrücken; dabei liegt er mit dem Rücken auf einem Gymnastikball, die Hüften gestreckt und ein 10-kg-Gewicht in jeder Hand! Ich integriere andere Übungen in das Programm, die ihn zwingen, vom Boden aufzustehen und sich wieder hinzulegen, was ihn nicht nur zum Schwitzen bringt, sondern auch ungefähr ebenso viele Kalorien verbraucht, wie es auf dem Laufband der Fall wäre. Nachfolgend gibt es ein Beispiel für Bens Übungsprogramme und die Zeiten, die er dafür brauchte. Das sind Routinen für Fortgeschrittene, mit vielen Sätzen pro Übung. Ben ist ein echter Champion!

Bens Übungsplan

Übungsroutine 1			
Hürdenlauf	Fitnessband-Übung (mit beiden Armen)	Kniebeugen	Kurzhantel-Bankdrücken (auf dem Boden)
4 x 3 Hürden	4 x 15	4 x 8	4 x 15 (je 10 kg)
Ben schafft das in 15 Minuten!			

Übungsroutine 2			
Superman (vollständige Übung)	Einarmige Hantelübung (auf den Knien)	Herabschauender Hund	Crunches
3 x 12 (jede Seite)	3 x 12 (je 7,5 kg)	3 x 25 Sek. halten	3 x 30
Ben schafft das in 12 Minuten!			

3 YMCA (Young Men's Christian Association) entspricht dem CVJM (Christlicher Verein Junger Männer) (Anm. d. Übers.).

Derek

Mit Derek habe ich gearbeitet, seit er 26 Jahre alt war. Er ist ein richtiger Komiker und lacht am lautesten über seine eigenen Witze. Derek mag Astronomie und die Chicago Bulls und er liest sehr gern abends vor dem Schlafengehen. Außerdem liebt er Süßigkeiten und Limonade, aber inzwischen entscheidet er sich, unterstützt von seiner Mutter, seinem Vater und seinen vielen Helfer*innen, immer öfter für gesünderes Essen. Bei Derek wurden das Asperger-Syndrom und eine bipolare Störung diagnostiziert.

Als ich anfing, mit Derek zu arbeiten, war das vorrangige Ziel, ihm dabei zu helfen, Gewicht zu verlieren und Muskeln aufzubauen. Ein paar Jahre, bevor wir uns kennenlernten, wog er fast 135 kg, was hauptsächlich an den Medikamenten lag, die er einnehmen musste. Seine Mutter hatte viel Mühe damit, die richtige Medikation für ihn zu finden und seine Ernährung zu verbessern. Das war alles andere als eine leichte Aufgabe, aber sie hat es geschafft, sein Gewicht auf 107 kg zu reduzieren. Eine großartige Leistung!

Er wog jedoch noch immer zu viel, also gingen wir zum örtlichen YMCA-Ableger, um dort Gehen und Laufen zu trainieren und verschiedene Fitnessgeräte auszuprobieren. Vor vielen Geräten fürchtete Derek sich, denn er hatte Angst, herunterzufallen oder sich zu verletzen. Das ist insofern verständlich, da einige dieser Maschinen wirklich riesengroß und furchteinflößend aussehen.

Nach 12 Monaten wöchentlichem Training mit mir und zusätzlich einem Trainingsplan zu Hause mit seiner Mutter hatte Derek weitere 7 kg verloren. Er nahm insgesamt 23 cm Körperumfang ab, verteilt auf Brust, Bauch, Hüften, Arme und Schenkel. Er wog nun 100 kg.

Die meisten hätten sich wohl damit zufriedengegeben, aber Derek kämpfte weiter. Meine liebste Derek-Anekdote ist folgende: Wir trainierten im Krafttrainingsraum des YMCAs und er hatte gerade seinen letzten Satz an der Klimmzug-Maschine geschafft. Es hatte Monate gedauert, bis er die Angst vor diesem Gerät überwunden hatte, weil er dachte, dass er bestimmt runterfallen würde. Aber an diesem Tag, nach seinem letzten Satz, war ihm endgültig klar, dass es sicher war und er sich nicht verletzen würde. Er drehte sich zu mir um und sagte: „Ich kann auf der tiefen Seite schwimmen." Auch daran hatten wir monatelang gearbeitet, denn er hatte sich immer vor der tiefen Seite des Schwimmbeckens gefürchtet. Ohne zu zögern, gingen wir also zum Schwimmbecken und nach ein paar Schwimmstößen zum Aufwärmen schwamm er auf die tiefe Seite!

Derek ist inzwischen 30 und wiegt 86 kg. Sein Drang nach Unabhängigkeit ließ ihn entscheiden, ein halbes Jahr mit dem Training auszusetzen, aber dann sah er ein, wie wichtig Bewegung für sein körperliches und geistiges Wohlbefinden ist.

Dereks aktuelle Leidenschaft ist es, sich Rick Steves und „Globe Trekker" anzuschauen. Er hat eine Liste mit Orten auf der ganzen Welt, die er irgendwann besuchen will. Er arbeitet ehrenamtlich in der Bibliothek der Dominikanischen Universität und hat zwei Teilzeitjobs, einen davon bei der *Exercise Connection*, und ich kann stolz behaupten, dass er der erste meiner Champions mit einer festen Anstellung ist.

Dereks Übungsplan

Übungsroutine 1			
Latissimus-Zugmaschine (Rücken)	Klimmzug-Maschine (Schultern/ Brust)	Kniebeugen (Beine)	Kurzhantel-Curls (Bizeps)
3 x 12 (25 kg)	3 x 8 (– 50 kg)	3 x 15 (Körpergewicht)	3 x 12 (je 7 kg)
Diese Übungsroutine fand im Krafttrainingsraum statt. Dereks Wechsel von einer Übung zur nächsten waren schnell. Er absolvierte die Lat-Zugmaschine, ging zur Klimmzug-Maschine, erledigte dann die Kniebeugen und ging anschließend zum Hantelgestell für die Bizeps. Er würde nonstop so weitermachen, seine einzige „Pause" sind die Wege von Übung zu Übung.			

Übungsroutine 2			
Zeit	**Geschwindigkeit**	**Steigung**	**Gesamtstrecke (km)**
2:00 Min.	4,8 km/h (gehen)	1.0	0,16
4:30 Min.	5,5 km/h (gehen)	2.0	0,39
6:00 Min.	6,5 km/h (laufen)	1.0	0,56
7:30 Min.	5,5 km/h (gehen)	1.0	0,71
9:00 Min.	7,0 km/h (laufen)	1.5	0,87
10:30 Min.	5,5 km/h (gehen)	1.0	1,01
12:00 Min.	7,2 km/h (laufen)	1.5	1,19
3-Minuten-Auslauf			
Gesamtzeit = 15:00 Min. Gesamtstrecke = 1,42 km Kalorienverbrauch insgesamt = 130			

Das Laufband war eines der ersten Geräte, die Derek ausprobieren wollte, so gehörte es bald zu seinem Übungsprogramm. Als er zum ersten Mal draufstieg, ging er nur ca. 3 km/h, weil er Angst hatte. Das oben stehende Workout ist schon für Fortgeschrittene – er hat fast ein Jahr gebraucht, um dieses Level zu erreichen. Sie müssen weder Workout noch Geschwindigkeit oder Steigung rasch steigern. Hauptsache, Ihr Kind ist sicher, fühlt sich wohl und zufrieden bei seinem Laufbandtraining.

RJ

RJ ist elf Jahre alt, und als wir anfingen, gemeinsam zu arbeiten, war er acht. RJ liest leidenschaftlich gern, mag es, wenn ihm Leute von Gewittern erzählen, in die sie geraten sind, und möchte später Schriftsteller werden. Er hat die Diagnose PDD-NOS (Pervasive Developmental Disorder – Not Otherwise Specified; dt. Tiefgreifende Entwicklungsstörung, nicht näher bezeichnet) und ist extrem aufgeweckt für sein Alter. Ihn zum Trainieren zu bewegen, war eine Herausforderung, und manchmal ist das auch heute noch der Fall. Aber wenn er einmal in Bewegung kommt, strengt er sich unglaublich an.

Mein Ziel war von Anfang an vor allem, RJ auf jede erdenkliche Weise dazu zu bringen, sich die ganzen 60 Minuten lang zu bewegen. Über seine Leidenschaft für das Lesen fand ich einen Weg, ihn zum Trainieren zu motivieren. Ich lese vor und er trainiert! Er findet es wunderbar und ich bin im Laufe der Zeit zu einem richtig guten Vorleser geworden. Bei manchen seiner Übungen, beispielsweise in der „Herabschauender Hund"-Position, liest er sogar selber. Ich schiebe das Buch unter ihn und er liest ein paar Zeilen. Er klettert über eine Hürde oder darunter durch, und ich halte das Buch so vor ihn hin, dass er lesen kann. Er strengt sich sehr an für das, was er gerne hat!

RJ hat es weit gebracht seit Beginn unseres Trainings. Wie ich schon in früheren Kapiteln betont habe, ist es ganz wichtig, Vertrauen zu entwickeln und eine Beziehung mit den Kindern aufzubauen. Am ersten Tag schlug ich RJ vor, zusammen eine Runde um den Block zu gehen, eine Strecke von ungefähr einem halben Kilometer. Ich wollte, dass er sich bewegt, aber ich wollte auch mehr über ihn erfahren.

Er war nicht gerade begeistert, aber ich sagte ihm: „Wir gehen nur zehn Minuten und sind gleich wieder zu Hause", und das beruhigte ihn. Er sagte „Warte mal" und rannte in sein Zimmer. Seine Mutter und ich waren hocherfreut, dass er zugestimmt hatte, und wir nahmen an, er wolle seine Schuhe holen. Er kam zurück mit einer Schachtel Heftpflaster. Wir fragten ihn: „Wofür sind die?", und er antwortete: „Falls ich hinfalle." Einleuchtend!

Wir einigten uns darauf, zehn Pflaster mitzunehmen. Er ist nie hingefallen.

In nur wenigen Jahren entwickelte RJ ganz neue Fähigkeiten. Was zuerst eine lange, potenziell gefährliche Runde um den Block gewesen war, wurde zu einem sicheren Weg, den er selbstbewusst gehend oder laufend zurücklegte. Und zwar ohne Heftpflaster.

Kürzlich wollte ich ihm das Prinzip von Zielen noch besser erklären. Er stimmte zu, und ich setzte ihm das Ziel, die Runde in 5,00 bis 5,59 Minuten zu gehen oder zu laufen. Ich wollte, dass er es in weniger als 6 Minuten schafft.

Er hatte sich bisher sehr angestrengt, aber ich wollte ihn zu noch mehr anspornen. Er hatte die Fähigkeiten, und da er im Durchschnitt 7,5 Minuten gebraucht hatte, war ich sicher, dass er es in der festgesetzten Zeit schaffen konnte. Natürlich gab es einen Ansporn: Ich versprach ihm einen Telepod für eins seiner I-Pod-Spiele. Ich erklärte ihm also, dass er nun ein Ziel habe und falls er es nicht beim ersten Versuch schaffte, wäre das in Ordnung. Wir würden weiter daran arbeiten. Allerdings stellte ich nach 6,20 Minuten fest, dass er nicht an die Erreichung des Ziels dachte, sondern nur an die Belohnung. Als ihm klar wurde, dass er es nicht im Fünfminutenbereich schaffen würde, regte er sich sehr auf und fing fast an zu weinen. Aber ich war vielleicht noch aufgeregter und dachte: „Habe ich ihm den falschen Weg zum Ziel beigebracht?"

Nach ein paar Minuten und viel gutem Zureden beruhigte er sich. Ich sagte: „Lass uns reingehen und noch ein paar Übungen machen, und wenn du willst, kannst du es nachher nochmal versuchen."

Als wir nur noch zehn Minuten übrig hatten, fragte ich ihn: „Möchtest du noch einmal versuchen, dein Ziel zu schaffen?" Er stimmte zu, aber ich machte mir Sorgen, wie er reagieren würde, wenn es ihm wieder nicht gelänge.

Wir gingen nach draußen, ich startete meine Stoppuhr, wie ich es immer machte, und los ging es! Wir liefen zuerst, dann gingen wir über zum Walken und ich teilte ihm Zeit und gelaufene Strecke mit. „RJ, wir haben die Hälfte geschafft, in drei Minuten. Wir müssen schneller machen, wenn du dein Ziel schaffen willst." Zu diesem Zeitpunkt wusste ich, dass er es schaffen könnte, aber er musste sich selber ein wenig antreiben.

Als wir um die letzte Ecke bogen, gab ich ihm die Zeit und er wurde so schnell, wie ich es bei ihm noch nie erlebt hatte. Als nur noch ungefähr 15 Meter vor uns lagen, sagte er: „Ich kann das schaffen."

Keuchend und schnaufend kamen wir da an, wo wir losgelaufen waren. Ich las die Zeit ab: „Fünf Minuten und 45 Sekunden." Worte reichen nicht aus, um sein Lächeln und seinen Stolz, es geschafft zu haben, zu beschreiben.

Diese Trainingsstunde hat dazu geführt, dass RJ nun von der Schule nach Hause läuft, bei einem Zumba-Kurs mitmacht, aktiver am Sportunterricht teilnimmt und das Selbstvertrauen aufbringt, unter Wasser zu schwimmen und in das Schwimmbecken zu springen. RJ ist ein Champion!

RJs Übungsplan

Übungsroutine 1			
Hüftstreckungen/Herabschauender Hund	Hüftstreckungen/Herabschauender Hund	Hüftstreckungen/Herabschauender Hund	Hüftstreckungen/Herabschauender Hund
x 8 / x 10 Sek	x 15 / x 6 Sek	x 6 / x 15 Sek	x 12 / x 20 Sek
Es gibt nur zwei Übungen, aber davon jeweils vier Sets. Ich variiere jeweils die Wiederholungen, um es ihm leichter erscheinen zu lassen. Er schafft es in sechs Minuten.			

Übungsroutine 2			
Hanteldrücken/ Beinstreckung	Hanteldrücken/ Beinstreckung	Hanteldrücken/ Beinstreckung	Hanteldrücken/ Beinstreckung
2,5 kg / x 6 / x 20	2,5 kg / x 12 / x 16	2,5 kg / x 8 / x 10	2,5 kg / x 15 / x 18

Rachel

Rachel ist 17 Jahre alt, liebt Anime, ihren Hund Fleur, Lesen und Musikhören. Eines Tages möchte sie Schriftstellerin sein, und ich bin sicher, dass sie in der Lage sein wird, ihre Bücher selbst zu illustrieren, weil sie außerdem eine erstaunliche Künstlerin ist. Bei Rachel wurde das Asperger-Syndrom diagnostiziert, und bevor ich anfing, mit ihr zu arbeiten, hielt sie sich mit Tanzen in ihrem Zimmer nach Schulschluss zu ihrer Lieblingsmusik fit. Sie hatte nie an einem strukturierten Trainingsprogramm teilgenommen, und es war nicht einfach, ein solches in ihren Tagesablauf zu integrieren.

Fleur war dabei eine große Hilfe. Sie „trainierte“ häufig mit uns und ihre Lieblingsübung ist „Fleur“ – d. h. der „Herabschauende Hund“. Allerdings lässt sie sich leicht ablenken und hält die Hanteln für Knochen!

Rachels Einstieg ins Trainingsprogramm war hart. An vielen Tagen wollte sie nicht mitmachen, und wenn sie es doch tat, bestand sie darauf, dabei ihre Schuluniform (Poloshirt und Khakihosen) und Slipper zu tragen. Sie rief auch ihre Mutter an, manchmal weinend, um ihre Welt wieder in Ordnung zu bringen.

Ich erzwang das Training niemals und ließ ihr Zeit, über ihre Gefühle zu reden, und allmählich übten wir in jeder Stunde. Ihr Stress kam meistens daher, dass sie versucht hatte, in Kontakt mit ihren Mitschüler*innen zu kommen. Schule ist für viele Teenager äußerst hart, aber was ein autistischer Teenager durchmacht, übersteigt vermutlich alle „normalen“ Herausforderungen, mit denen Schüler*innen im Allgemeinen konfrontiert werden. Ich hörte Rachel zu, sagte ihr, was ich dachte, und versuchte mein Bestes, ihr dabei zu helfen, für sich einen Sinn im Besuch der High School zu finden. Ich gab ihr zu verstehen, dass Bewegung dabei hilft, Stress zu reduzieren.

Wir begannen mit Übungen auf der Massagerolle. Das hatte den Vorteil, dass Rachel dabei über ihre täglichen Kämpfe reden konnte, während ich gleichzeitig versuchte, ihre Haltung zu verbessern und die Spannungen im Nacken (wo sich bei uns allen der Stress bemerkbar macht) zu vermindern.

Dann gingen wir zu Hanteltraining und Bewegungsübungen, wie z. B. Hüftextensionen, über. Nichts besonders Schwieriges, aber mir ging es darum, dass dabei ihr gesamte Körper beteiligt war und Rachel sich auf die jeweiligen Muskelgruppen, mit denen sie gerade arbeitete, konzentrieren musste, während sie weiter von ihrem Tag berichtete.

Rachels Anrufe bei ihrer Mutter wegen des Trainings veränderten sich. Durch das Training entwickelte sie neue Hoffnung und wurde optimistischer. Wenn ich an besonders stressigen Tagen gerade nicht da bin, kann sie nun selbstständig nach dem *Visual Exercise Schedule* arbeiten. Sie baut dabei Stress ab, und statt Tränen der Frustration zu vergießen, strahlt sie nun vor Selbstvertrauen und Zuversicht.

Nach drei Trainingsjahren entschied Rachel, ab sofort modische Sportkleidung und ihre Nikes zu tragen. Sie ist ein Champion!

Rachels Übungsplan

<table>
<tr><th>Laufband</th><th>Kurzhantel-Bankdrücken</th><th>Herabschauender Hund</th><th>Hürdenlauf</th></tr>
<tr><td>4 x je 4:00 Min.</td><td>4 x je 15 (je 4,5 kg)</td><td>4 x 30 Sek.</td><td>4 x 4 jede Richtung</td></tr>
<tr><td colspan="4">Rachel brauchte fast ein Jahr, bis sie in der Lage war, diese Übungsroutine zu schaffen. Sie musste für diese Strecke auf dem Laufband ihre kardiovaskuläre Ausdauer verbessern, ebenso ihre Muskelkraft für das Gewicht der Hanteln und die festgesetzte Zeit im „Herabschauenden Hund“. Beginnen Sie mit Ihrem Kind mit jeweils nur einem Satz und variieren Sie Zeit, Gewicht und Wiederholungen.</td></tr>
</table>

Bill

Bill ist 27 Jahre alt und ein begeisterter Fan der Chicago Cubs[4]. Er hat zwei Teilzeitjobs, mag Videospiele und ist im Frühling und Sommer Fänger in seinem Softball-Team. Bei Bill wurde das Asperger-Syndrom diagnostiziert, außerdem leidet er an Krampfanfällen.

Ich begann mit Bill zu arbeiten, als er 25 Jahre alt war, um seine Hand-Auge-Koordination für das Softballspiel zu verbessern. Er konnte kaum einen Ball fangen, egal ob mit oder ohne Fanghandschuh. Ich konnte es kaum glauben. Wieso wurde es – bei allen Therapien, Schulprogrammen und Sportunterricht, an denen er teilgenommen hatte – von seinen Trainer*innen und anderen Fachleuten einfach so hingenommen, dass er keinen Ball fangen konnte?

Obwohl ich noch nie mit jemandem in seinem Alter gearbeitet hatte, der so schwache Muskeln besaß, war ich entschlossen, ihm die Erfahrung zu ermögli-

4 Baseball-Team aus Chicago, das in der Central Division der National League spielt (Anm. d. Übers.).

chen, endlich einen Ball zu fangen. Er liebt Baseball, und er sollte die Möglichkeit bekommen, das zu tun, was seine Idole können.

Zu Anfang war Bill während unserer Übungsstunden sehr ruhig. Ich glaube, seine Schweigsamkeit hat mit der Entschlossenheit zu tun, alles zu schaffen, was er sich vorgenommen hat. Er ist fokussiert, lernbegierig, probiert neue Dinge aus und schreckt vor keiner Herausforderung zurück.

Bill sagte zu mir: „Ich will besser fangen und besser Softball spielen können." Auch wenn ich unbedingt wollte, dass er einen Ball fing, vermied ich es, hinsichtlich dieses Zieles Druck auf ihn auszuüben. Auch Eltern und Fachkräfte sollten das nicht tun.

Wenn Bill einen Ball zu fangen versuchte, traf dieser vielleicht seine Hand, und Sekundenbruchteile später sah ich, wie er versuchte, ihn zu greifen. Wir begannen mit etwa baseballgroßen Schaumstoffbällen, die angenehm zu greifen waren, und legten sie uns auf die Handfläche. Als Adam seinen Ball in der Hand hatte, bat ich ihn, diesen so stark zusammenzudrücken, wie er nur konnte, um damit seine Greifkraft zu verbessern und seine Hände mit der entsprechenden motorischen Planung vertraut zu machen. Das übten wir mit beiden Händen.

Allmählich entwickelte er sich dahingehend, dass er es schaffte, den Ball im selben Augenblick zu greifen, wenn ich ihn in seine Hand legte. Als Nächstes ging ich ein wenig auf Abstand und warf ihm den Ball zu, um so zu verstärken, was er gerade gelernt hatte.

Als wir dies einige Monate lang geübt hatten, begann ich mit etwas Anspruchsvollerem. Nun waren Adams Augen geschlossen, wenn ich ihm den Ball in die Hand gab. Seine Reaktion war verzögert, aber er machte schnell Fortschritte. Als Nächstes brachte ich seine Hand in unterschiedliche Positionen, immer noch bei geschlossenen Augen, um ihm alle Möglichkeiten zu zeigen, wie er während eines Spiels den Ball fangen könnte. Wir übten das immer und immer wieder, abwechselnd mit anderen Übungen, die er bereits bewältigen konnte.

Stellen Sie sich vor, Sie müssten eine Sache, die Sie gar nicht können, eine Stunde lang üben! Wäre das motivierend? Bauen Sie also unbedingt einfachere Übungen in Ihre Sitzungen ein, die das Selbstvertrauen wieder aufbauen.

Jetzt, drei Jahre später und in Verbindung mit vielen „Fünf Komponenten"-Übungen, kann Bill nicht nur zwei Bälle gleichzeitig fangen, er schafft das sogar, während er auf einem Gymnastikball das Gleichgewicht halten muss! Ein Wunder? Nein. Nur die Entschlossenheit eines Coaches, der sich mehr auf Bills Fähigkeiten fokussierte als auf seine Schwächen.

Bills Übungsplan

<table>
<tr><th>Hantel Überkopfdrücken</th><th>Fitnessband-Übungen im Stehen</th><th>Koordinationsleiter Übungsmuster</th><th>Kurzhantel-Bankdrücken</th></tr>
<tr><td>3 x 12 (je 3,5 kg)</td><td>3 x 15</td><td>6 Übungsmuster</td><td>3 x 20 (je 4,5 kg)</td></tr>
<tr><td colspan="4">Diese Routine hat sich Bill ausgedacht! Nachdem wir sechs Monate lang trainiert und unsere Beziehung entwickelt hatten, bat ich ihn, Übungen, die wir bereits geübt hatten, auszuwählen, und zwar ohne die Abbildungen. Er sollte vier auswählen und nacheinander durchführen. Er hatte genug Selbstvertrauen, um es zu versuchen! Ich bestimmte die Sätze und Wiederholungen. Als wir fertig waren, teilte ich ihm mit: „Du hast gerade ein Übungsprogramm entwickelt!"</td></tr>
</table>

Roan

Roan ist die jüngste Person, mit der ich bisher gearbeitet habe. Wir begannen, als er dreieinhalb Jahre alt war, inzwischen ist er sechs. Seine Großmutter, die ihr Leben lang getanzt hatte, machte seine Mutter darauf aufmerksam, dass er unbedingt körperliche Bewegung brauchte. So kam ich mit Roan in Kontakt und er begann mit dem Training.

Bei Roan wurde Autismus diagnostiziert, er zeigt stereotype autistische Verhaltensweisen und hat sehr eingeschränkte Sprachfähigkeiten, jedoch haben sich mithilfe seiner Eltern, biomedizinischer Behandlungen, vieler Therapien und gleichbleibender Entschlossenheit seine Sprache, sein Verhalten und auch sein Stuhlgang sehr verbessert.

Die Arbeit mit Roan war zu Anfang eher schwierig. Er hatte ständig Verdauungsprobleme, ich war neu in seinem Leben und ebenso neu war das Wort „Bewegungstraining". Bei den Bemühungen, seine Konzentration aufrechtzuerhalten, spielten visuelle Medien eine wichtige Rolle. In manchen 60-minütigen Sitzungen hatte ich 20 Minuten lang seine Aufmerksamkeit, in anderen nur zehn.

Seine Eltern waren besorgt, weil sie dachten, er müsse 60 Minuten am Stück konzentriert mitarbeiten. Ich beruhigte sie und erinnerte sie daran, dass es für so kleine Kinder, ob nun autistisch oder nicht, sehr schwer ist, so lange aufmerksam zu sein.

Dennoch, nach einem Jahr, in dem wir unsere Beziehung vertieften, verschiedene visuelle Medien verwendeten und eine Struktur aufbauten, gab es viele Stunden mit Roan, in denen tatsächlich 60 Minuten gearbeitet wurde! Das ist bei Weitem nicht allein mein Verdienst, es war eine Gemeinschaftsleistung, insbesondere der Zielstrebigkeit seiner Eltern und den vielen Fachkräften zu verdanken, die sprachtherapeutisch, ergotherapeutisch, physiotherapeutisch und mithilfe anderer Entwicklungstherapien mit ihm gearbeitet haben.

Wie die meisten meiner Champions begann Roan sein Training im Untergeschoss des Elternhauses. Das machte es einfacher für ihn. Er hatte seine Spielsachen und Bücher in der Nähe, was eine Ablenkung sein könnte, aber ich verwendete sie als zusätzliche Hilfsmittel.

Letztens hat mich Roan herausgefordert. Ein Junge, der buchstäblich nur zwischen Bett und Couch pendelte und dessen Kommunikationsfähigkeit sehr begrenzt war, sah mir direkt in die Augen und erklärte: „Ich will heute nicht trainieren." Um ehrlich zu sein, war ich vor drei Jahren nicht sicher, wie er sich entwickeln würde, aber er hat mich – wie viele meiner Champions – zu Höchstform angetrieben, um immer neue Wege zu finden, sein Interesse wachzuhalten.

Statt der Tierbücher, die ihm seine Eltern als Motivation vorlasen, hatte ich jetzt eine Sturmtruppen-Maske. Ja, Sie haben richtig gelesen: Ich trage eine „Stormtrooper"-Maske, die mir natürlich noch nicht mal richtig passt. Aber mithilfe meiner tiefen Stimme kann ich Roan überzeugende Kommandos geben, damit er seine Übungen macht und kräftiger wird. Und sobald er sie geschafft hat (wie es auf dem Anschlagbrett steht), ist er so stark, dass er sogar Coach Dave umwerfen kann!

Unterschätzen Sie nie das Wissen und die Stärke von Körper und Geist Ihrer Kinder – Sie werden sich unterstützt fühlen!

Teil IV:

Bewegungs-training

Körperwahrnehmung

1. Körperteile erkennen

Ziel

Die Kenntnisse über die verschiedenen Teile des Körpers und die grundlegende neuromotorische Koordination zu verbessern.

- Körperteile zu erkennen kann in Gruppen oder auch einzeln geübt werden. In einer Gruppensituation ist zu empfehlen, dass die Kinder sich nicht gegenüberstehen, damit sie nicht einfach die Handlungen der anderen nachahmen. So erhalten sie eine realistische Einschätzung ihrer Fähigkeiten.

> Sobald die Kinder etwas fortgeschritten sind, können Sie beginnen, spezifische Muskeln oder Muskelgruppen einzuführen. Beispielsweise: „Zeig mir deinen Bizeps."

Wie

- Geben Sie dem Kind verbale Anweisungen. Kann es die Anweisungen nicht verstehen, zeigen Sie ihm die Abbildungen.
- Wenn das Kind anfängt zu verstehen, helfen Sie ihm, zwischen der rechten und der linken Körperseite zu unterscheiden, z. B. die rechte Hand.

Wie oft

- Wenn das Kind noch gar nichts über die Teile des Körpers weiß, sollte täglich geübt werden.

Coaching-Tipps

- Treiben Sie das Kind nicht an, geben Sie ihm Zeit, die Fragen und Anweisungen zu verstehen.
- Wenn Sie das Kind auffordern, einen bestimmten Körperteil zu berühren, achten Sie darauf, es ihm nicht vorzumachen. Es ist wichtig herauszufinden, ob das Kind eher verbale oder visuelle Anweisungen verstehen kann.
- Zeigen Sie bei richtiger Antwort Begeisterung!

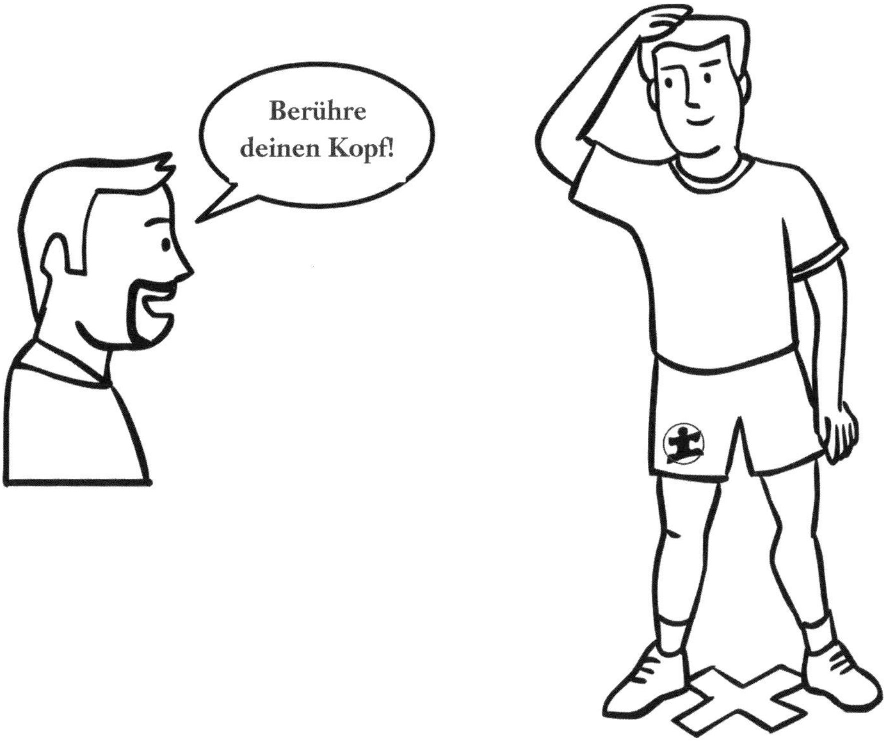

Abbildung 14: *Körperteile erkennen*

2. Die Brezel

Ziel

Beide Gehirnhälften einzubeziehen und dabei das Kind ruhig und konzentriert zu halten.

> Versuchen Sie die Übung auch im Sitzen!

Wie

- Fordern Sie das Kind auf, zuerst seine Arme auszustrecken, dann die Hände so zu kippen, dass sich die Handrücken mit dem Daumen nach unten berühren. Dann kreuzt das Kind einen Arm über den anderen, sodass sich die Handflächen gegenüberliegen. Nun werden die Finger ineinander verschränkt. Als Letztes fordern sie das Kind auf, einen Fuß über den anderen zu kreuzen.

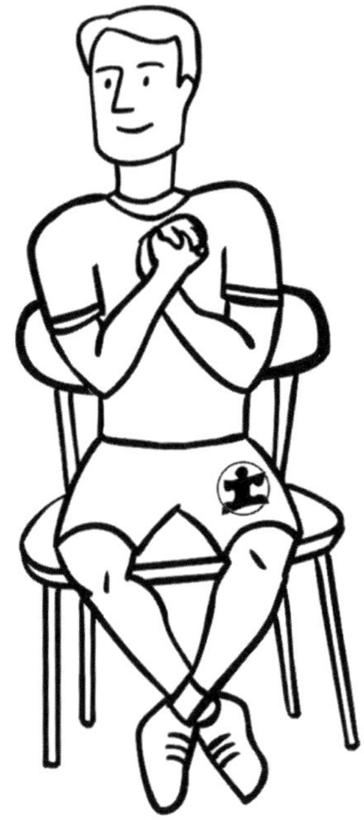

Abbildung 15: *Die Brezel im Sitzen*

Wie oft

- Bitten Sie das Kind, solange wie es ihm möglich ist, in dieser Haltung zu bleiben. Ziel sind 60 Sekunden.

Coaching-Tipps

- Möglicherweise müssen Sie beim Verschränken der Finger behilflich sein.
- Wenn nötig, machen Sie die Übung einmal vor.

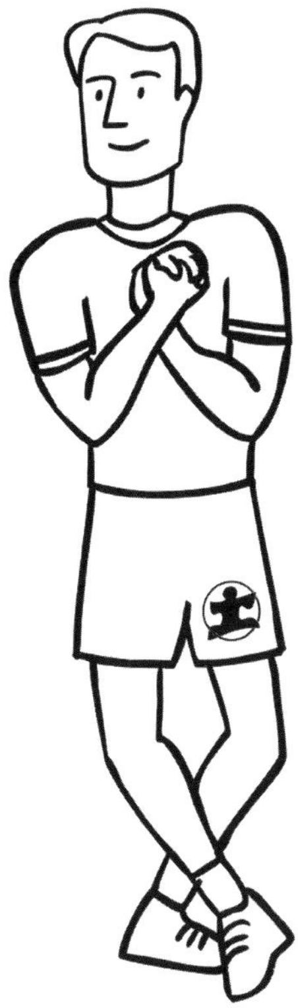

Abbildung 16: *Die Brezel im Stehen*

3. Den Gymnastikball umarmen

Ziel

Stress zu verringern und das Nervensystem zu beruhigen.

> Champion Rachel hat das Liegen auf dem Gymnastikball mit dem Liegen in einem Berührungsapparat verglichen. Es wirkt vielleicht nicht ganz so effektiv, ist aber eine gute und kostengünstige Alternative.

Wie

- Lassen Sie das Kind auf dem Boden knien und platzieren Sie den Ball vor seinen Knien. Als Nächstes soll es sich bäuchlings auf den Ball legen und ihn leicht umarmen. Achten Sie darauf, dass die Füße Bodenkontakt haben, damit das Kind nicht die Balance verliert.

Wie oft

- Ein- bis viermal je 20 bis 60 Sekunden.
- Wenn das Kind mehr Zeit möchte, lassen Sie es gewähren, solange es nicht versucht, damit andere Übungen oder Aktivitäten zu vermeiden.

Coaching-Tipps

- Diese Übung kann mit anderen in einem Übungsprogramm verbunden werden.
- Manches Kind möchte vielleicht auf dem Rücken liegen, was in Ordnung ist, aber achten Sie auf eine Umgebung ohne Verletzungsgefahr.

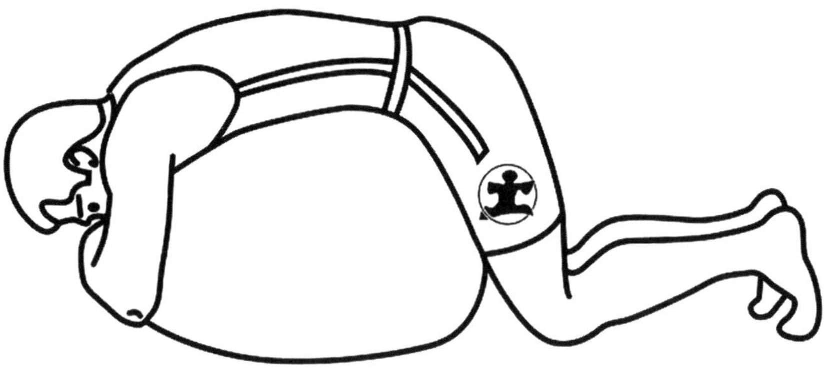

Abbildung 17: *Den Gymnastikball umarmen*

4. Arm

Ziel

Den Arm zu identifizieren und den Unterschied zwischen rechts und links sowie die Funktionen und Fähigkeiten der Arme kennenzulernen.

> Armkreisen ist eine gute Übung, um dem Kind zu vermitteln, wie die Arme funktionieren.

Wie

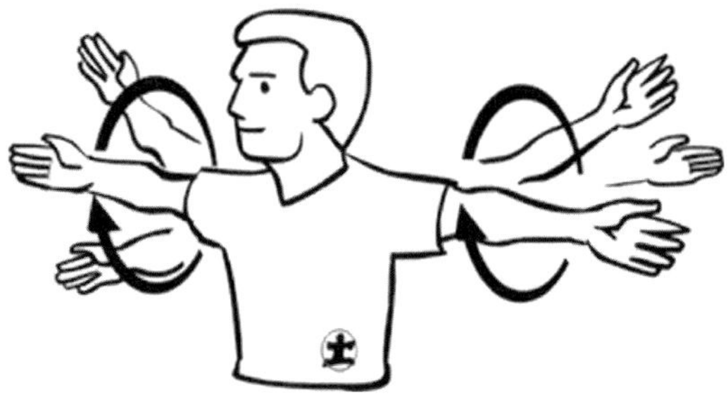

Abbildung 18: *Armkreisen*

- Wenn es darum geht, den Arm oder einen anderen Körperteil kennenzulernen, lassen Sie das Kind die Position einnehmen, in der es sich am wohlsten fühlt (im Stehen, im Sitzen, auf dem Gymnastikball sitzend).
- Beginnen Sie mit verbalen Anweisungen, fordern Sie es auf, seinen Arm zu berühren, zu bewegen und auf ihn zu zeigen. Wenn das nicht klappt, zeigen Sie ihm die Abbildungen. Wenn das auch erfolglos bleibt, machen Sie das Gewünschte einmal vor.

Wie oft

- Mindestens zehnmal, bis es ein zufriedenstellendes Ergebnis gibt. Aber wenn das nicht gelingen sollte, ziehen Sie die Übung nicht in die Länge. Es wird sonst langweilig, mindert das Selbstvertrauen oder führt dazu, dass das Kind die Lust an der Bewegung verliert.

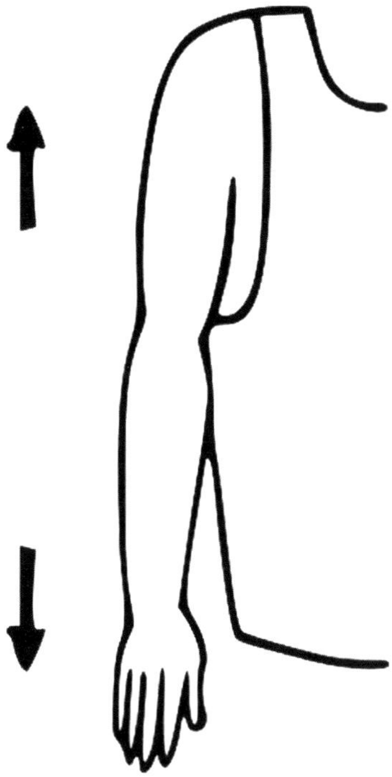

Abbildung 19: *Arm*

Coaching-Tipps

- Geben Sie den Kindern Zeit, Ihre verbalen, visuellen und/oder durch Vormachen dargestellten Anweisungen zu verstehen; ihre kognitiven Prozesse sind häufig verzögert.
- Einfach nur nach dem jeweiligen Körperteil zu fragen, kann langweilig werden. Seien Sie kreativ und denken Sie sich etwas Lustigeres aus, wie z. B.:
  „Dieser Körperteil hilft dir im Wasser beim Schwimmen. Zeig mal, wie du schwimmst."
  „Dein Papa benutzt diesen Körperteil, wenn er ein Boot rudert. Mit welchem Körperteil bewegt er die Ruder?"

5. Fuß

Ziel

Die Füße zu identifizieren und den Unterschied zwischen rechts und links sowie die Funktionen und Fähigkeiten der Füße zu verstehen.

> Um die Füße zu bewegen, lassen Sie die Kinder einen Ball kicken.

Wie

- Wenn es darum geht, den Fuß oder einen anderen Körperteil kennenzulernen, lassen Sie das Kind die Position einnehmen, in der es sich am wohlsten fühlt (im Stehen, im Sitzen, auf dem Gymnastikball sitzend).
- Beginnen Sie mit verbalen Anweisungen, fordern Sie es auf, seinen Fuß zu berühren, zu bewegen und auf ihn zu zeigen. Wenn das nicht klappt, zeigen Sie ihm die Abbildungen. Wenn das auch erfolglos bleibt, machen Sie das Gewünschte einmal vor.

Wie oft

- Mindestens zehnmal, bis es ein zufriedenstellendes Ergebnis gibt. Wenn das nicht gelingen sollte, ziehen Sie die Übung nicht in die Länge. Es wird sonst langweilig, mindert das Selbstvertrauen oder führt dazu, dass das Kind die Lust an der Bewegung verliert.

Coaching-Tipps

- Geben Sie den Kindern Zeit, Ihre verbalen, visuellen und/oder durch Vormachen dargestellten Anweisungen zu verstehen; ihre kognitiven Prozesse sind häufig verzögert.
- Wenn sie ihre Füße identifizieren können, fordern Sie die Kinder auf, auf der Stelle „schnell zu laufen“ oder zu „gehen“. Das kann zur Verbesserung ihrer kardiovaskulären Fitness beitragen.

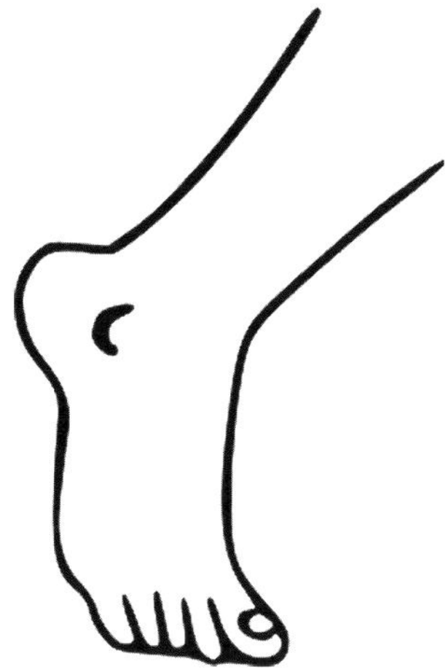

Abbildung 20: *Fuß*

Haltung

6. Wadendehnung

Ziel

Die Beweglichkeit zu verbessern und die Wadenmuskulatur zu entspannen.

> Untersuchungen haben ergeben, dass die Dehnung der Wadenmuskulatur im Zusammenhang mit verbalen Fähigkeiten steht und sich positiv auf die Kommunikation sprachbehinderter autistischer Kinder auswirken kann.

Wie

- Fordern Sie das Kind auf, mit dem linken Bein einen Schritt nach vorn zu machen, wobei das rechte Bein zwischen 30 und 45 cm dahinter bleibt (je nach Körpergröße des Kindes). Die Zehen zeigen nach vorne, die Hände können auf den Hüften, einem Stuhl, einer Wand oder einem anderen stabilen Objekt liegen.
- Als Nächstes wird das linke (vordere) Bein langsam nach vorn gebeugt, während das rechte Bein gestreckt bleibt. Mit dem anderen Bein wiederholen.

Wie oft

- Auf jedem Bein bis zu 30 Sekunden halten.
- Wenn das Kind mit dem gestreckten Bein federt, lassen Sie es 20-mal federn.

Coaching-Tipps

- Die Zehen sollten nach vorn zeigen.
- Die hintere Ferse ist immer auf dem Boden.
- Lassen Sie das Kind mitzählen, während es die Position hält.

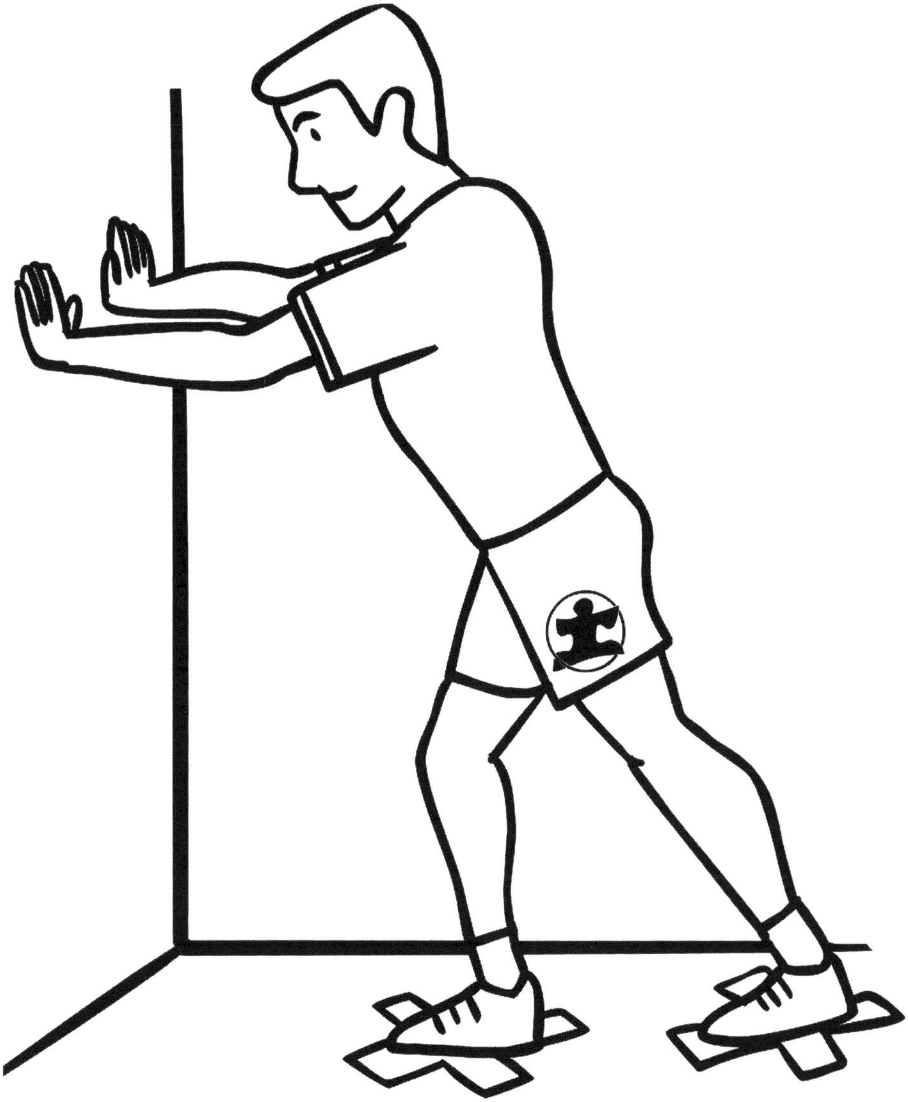

Abbildung 21: *Wadendehnung*

7. Hüftstreckung

Ziel

Funktion und Aufbau der Gesäß- und hinteren Oberschenkelmuskeln zu verbessern.

> Die Hüftstreckungsübung trägt dazu bei, Schmerzen im unteren Rückenbereich zu reduzieren durch Aufbau der Gesäß- und hinteren Oberschenkelmuskeln.

Wie

- Lassen Sie das Kind mit gebeugten Knien auf dem Rücken liegen, Füße flach aufgestellt, Nacken entspannt. Dann hebt es das Gesäß an, bis sich Knie, Hüften und Schultern in einer geraden Linie befinden. Langsam und kontrolliert wieder ablegen und wiederholen.

Wie oft

- Zwei bis vier Sätze mit je 6 bis 15 Wiederholungen.

Coaching-Tipps

- Das Gesäß sollte den Boden möglichst nicht berühren. Das reduziert zum einen die Verletzungsgefahr und trainiert zum andern gleichzeitig die Muskeln.
- Wenn das Kind die Übung am Anfang sehr schnell durchführt, ist das in Ordnung – Hauptsache es bewegt sich! Üben Sie mit ihm, allmählich die Bewegungen besser zu kontrollieren.

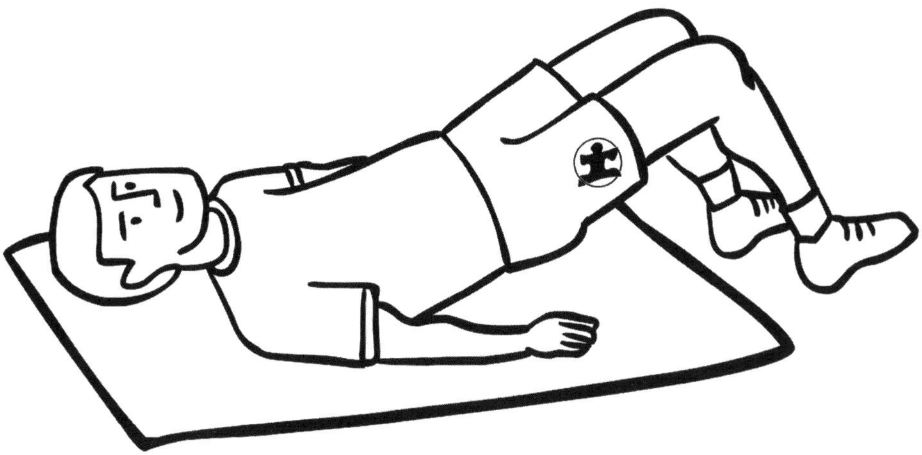

Abbildung 22: *Hüftstreckung*

8.–10. Übungen mit der Gymnastikrolle

Ziel

Die individuelle Tiefensensibilität zu fördern sowie Beweglichkeit und Bewegungsradius des Schultergürtels zu verbessern.

> Diese Übungen mit der Gymnastikrolle wirken wie eine Selbstmassage und können helfen, Stress abzubauen und Spannung im Nackenbereich zu reduzieren. Sie sind wichtig für unsere Kinder, können aber auch den Eltern guttun.

Wie

- Hier ist es wichtig, dass Sie vormachen, wie man sich auf die Rolle legt. Wenn sich das Kind einfach hinsetzt, müssen Sie möglicherweise die Rolle während der Übung zurechtrücken. Es kommt darauf an, dass das Gesäß auf dem Ende der Rolle sich befindet und sich das Kind dann hinlegt. Der Hinterkopf sollte in einer neutralen Position auf der Rolle aufliegen und der Nacken entspannt sein.

Wie oft

- Beginnen Sie mit 30 Sekunden für die große Dehnübung. Wenn das Kind länger in der Position bleiben möchte, ist das in Ordnung, solange es sicher liegt.
- Bei den Armübungen sollten es 8 bis 10 Wiederholungen sein.

Coaching-Tipps

- Die Handflächen sollten nach oben zeigen.
- Es ist in Ordnung, wenn die Hände nicht auf dem Boden liegen. Drücken Sie sie nicht nach unten, denn es zeigt, dass die Muskeln von Nacken und Schultergürtel verspannt sind. Es wird von allein sich ändern, üben Sie weiter und beobachten Sie die Fortschritte.
- Achten Sie darauf, dass der Nacken nicht nach hinten gebogen ist. Helfen Sie dem Kind, den Nacken in eine neutrale Position zu bringen.

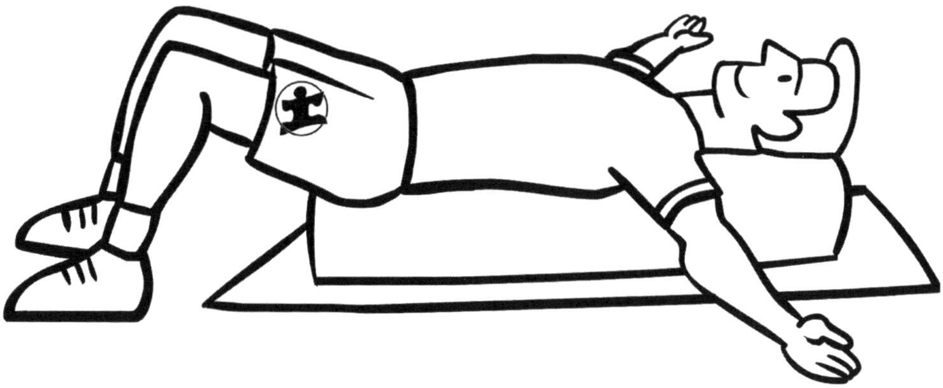

Abbildung 23: *Große Dehnübung auf der Gymnastikrolle*

Klatschen und Schneeengel

Coaching-Tipps

- Für bessere Stabilität achten Sie darauf, dass die Knie gebeugt sind und die Füße flach auf dem Boden stehen.
- Die Armbewegungen sind anfangs vielleicht schwierig für das Kind, üben Sie deshalb zuerst nur mit einem Arm, bevor beide gleichzeitig bewegt werden.
- Diese Übungen können jeden Tag vor und nach dem Workout durchgeführt werden.

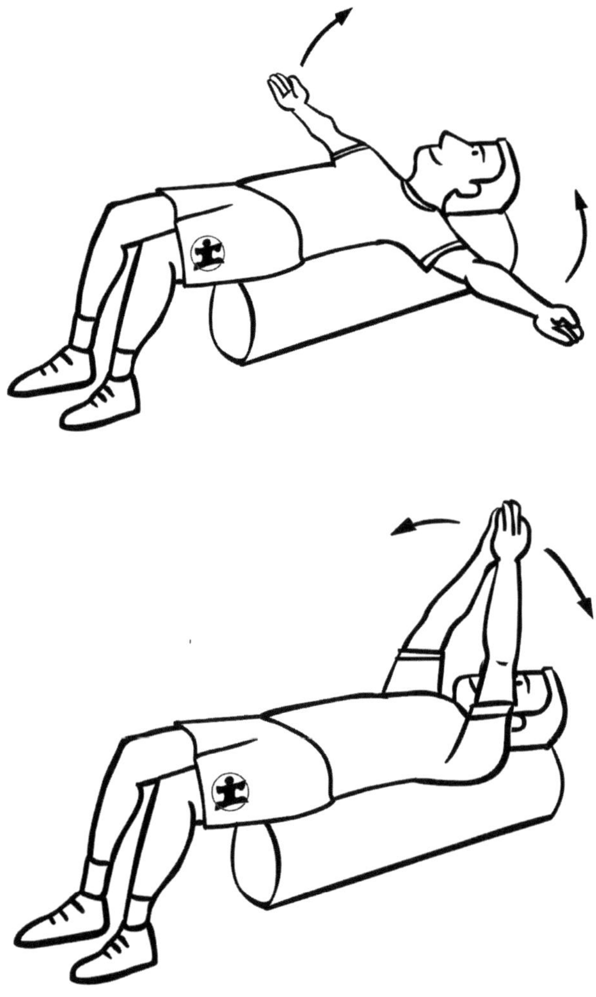

Abbildung 24: *Klatschen auf der Gymnastikrolle*

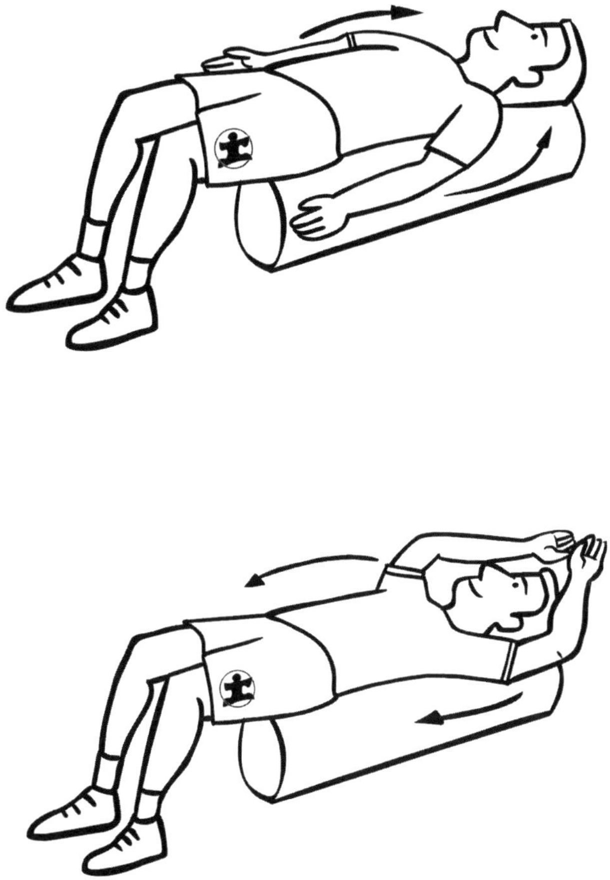

Abbildung 25: *Schneeengel auf der Gymnastikrolle*

11. Herabschauender Hund

Ziel

Die Muskeln zu stärken sowie Haltung und Körperwahrnehmung zu verbessern durch Dehnung des Rückens und der hinteren Oberschenkelmuskeln.

> Yoga kann für Kinder ein wunderbarer Einstieg in körperliche Bewegung sein, schon weil viele Übungen die Haltung von Tieren nachahmen.

Wie

- Das Kind begibt sich auf Hände und Knie. Die Beine stehen hüftbreit auseinander, die Hände in Schulterbreite. Die Finger liegen parallel und zeigen geradeaus.
- Das Kind dreht nun die Arme so, dass der Ellbogen nach außen zeigt. Beim Einatmen werden dann die Zehen so herangezogen, als ob sich das Kind auf die Zehenspitzen stellen würde. Beim Ausatmen streckt das Kind die Beine und drückt sich dabei mit den Armen hoch.
- Das Gewicht sollte gleichmäßig auf Hände und Füße verteilt werden. Bitten Sie das Kind, diese Position für einige Atemzüge zu halten und beim Absenken dann einzuatmen. Einige Male wiederholen und die Übung mit der Atmung synchronisieren: nach oben beim Ausatmen und beim Einatmen nach unten.

Wie oft

- Ein bis drei Sätze, jeweils 3 bis 30 Sekunden halten.

Coaching-Tipps

- Die Schultern sollten nicht zu den Ohren hochgezogen werden, sondern möglichst entspannt bleiben. Eventuell bei der richtigen Haltung helfen.
- Ziel ist, den Rücken zu dehnen und dabei die Beine gestreckt und die Füße flach auf dem Boden zu halten. Am Anfang ist es aber in Ordnung, die Knie ein wenig zu beugen und die Fersen anzuheben, besonders bei jüngeren Kindern, die noch im Wachstum sind.

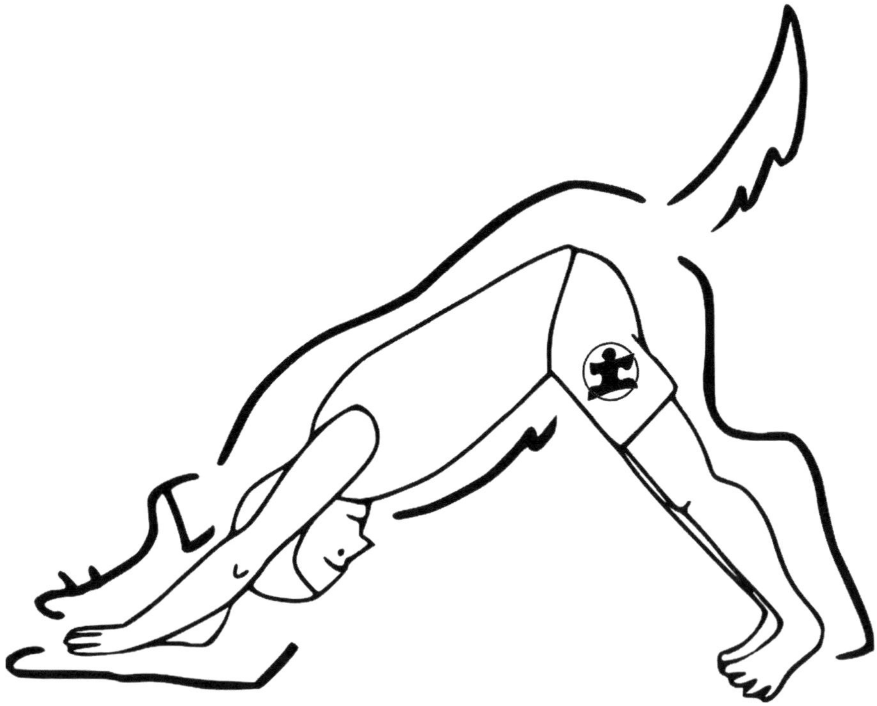

Abbildung 26: *Herabschauender Hund*

12. Frankenstein

Ziel

Die dynamische Beweglichkeit durch Überkreuzbewegungen zu üben.

> Dies ist eine weitere Möglichkeit, Überkreuzbewegungen zu üben, die in vielfacher Hinsicht förderlich für die körperliche und geistige Entwicklung sind.

Wie

- Fordern Sie das Kind auf, in guter Haltung aufrecht zu stehen und dabei geradeaus zu schauen. Hier ist es wichtig, die Übung vorzumachen, während man dem Kind gegenübersteht.
- Nun soll das Kind vorwärtsgehen und dabei mit der rechten Hand die linke Fußspitze berühren, dann mit der linken Hand die rechte Fußspitze. Machen Sie auch das vor.
- Es sollte eine möglichst gute Haltung beibehalten werden.

Wie oft

- Ein bis vier Sätze, jeweils 3 bis 30 Sekunden halten.

Coaching-Tipps

- Möglicherweise ist am Anfang viel gutes Zureden nötig.
- Es macht nichts, wenn die Beine nicht gestreckt bleiben, vor allem nicht, wenn sie die Mittellinie kreuzen.
- Wenn es für die Kinder vorwärts zu schwer ist, versuchen Sie es rückwärts.

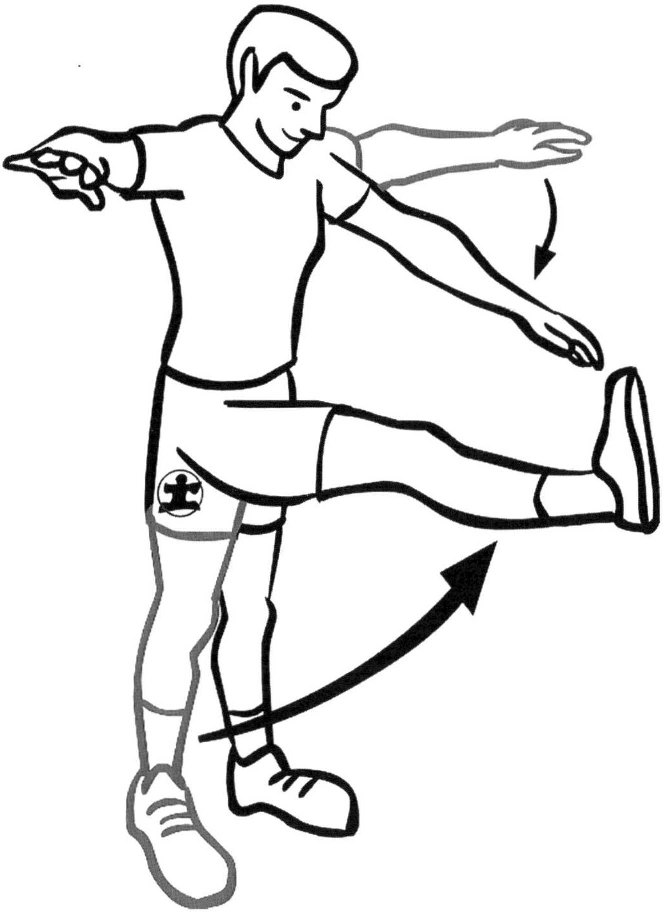

Abbildung 27: *Frankenstein*

Motorische Koordination

13.–15. Leiterübungen

Ziel

Die Fuß-Auge-Koordination zu verbessern. Es gibt drei Übungen dazu: beide Füße vorwärts, beide Füße seitwärts, Hüpfen mit beiden Füßen.

> In geschlossenen Räumen kann man mit Klebeband eine Leiter auf den Boden kleben, draußen mit Straßenkreide aufzeichnen.

Beide Füße vorwärts

Wie

- Damit das Kind die Übung richtig durchführen kann, machen Sie sie einmal vor. Sie können, wie in der Abbildung, Fußabdrücke auf den Boden kleben oder zeichnen oder dem Kind eine visuelle Übungsanleitung zeigen.
- Wenn Sie die Übung vormachen, tun Sie das mit großen Bewegungen, um dem Kind zu zeigen, was Sie von ihm erwarten. Das Kind sollte mit jeweils dem richtigen Fuß im richtigen Bewegungsmuster durch die vier Quadrate gehen (z. B. erst rechter Fuß, dann linker Fuß).
- Bitten Sie das Kind, diese Übung auf zwei verschiedene Arten durchzuführen – einmal mit dem rechten Fuß zuerst (wie im Beispiel), dann mit dem linken Fuß.

Wie oft

- Eine bis vier Wiederholungen pro Variante.

Coaching-Tipps

- Statt der Fußabdrücke können Sie auch verschiedene Farben verwenden, auf die die Kinder treten sollen, oder Bilder von Sachen, die sie interessant finden und mögen – oder auch nicht mögen.
- Es macht nichts, wenn es nicht perfekt aussieht. Machen Sie dem Kind Mut und üben Sie weiter. Dass es sich bewegt, ist schon der halbe Sieg!

- ❖ Die Leiter sollte aus 30 x 30 cm großen Quadraten bestehen, das hat sich am besten bewährt. Für kleinere Kinder können Sie die Felder aber auch kleiner machen.

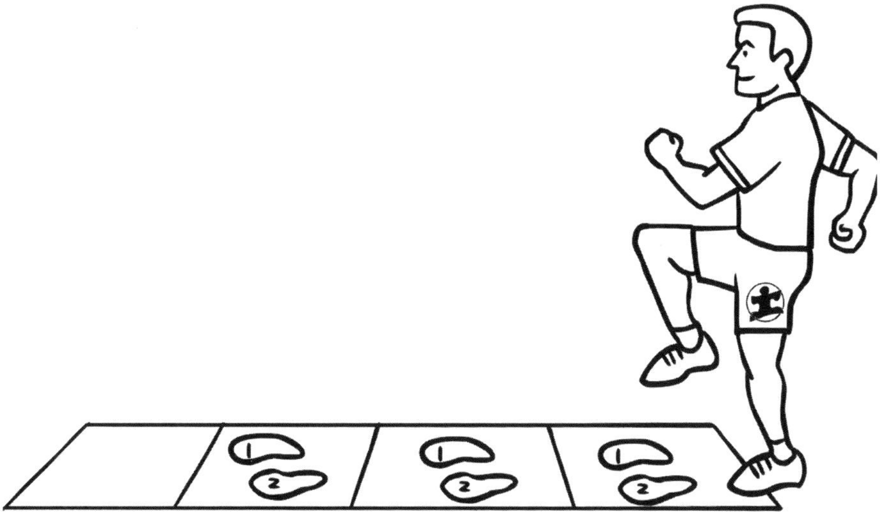

Abbildung 28: *Leiterübung mit beiden Füßen vorwärts*

Beide Füße seitwärts

Wie

- Um dem Kind zu helfen, diese Übung durchzuführen, sollte sie ihm einmal vorgemacht werden. Zeichnen Sie Fußabdrücke auf den Boden, wie auf der Abbildung zu sehen ist. Zeigen Sie dem Kind außerdem die visuelle Anleitung für die Übung.
- Machen Sie große Bewegungen, wenn Sie dem Kind die Übung vormachen, damit es versteht, was es tun soll. Es sollte die Füße jeweils nach demselben Muster in die vier Quadrate setzen (z. B. erst rechter Fuß, dann linker Fuß). Die Füße sollten sich nicht kreuzen!
- Das Kind bewegt sich seitwärts. Es sollte dabei entweder Sie anschauen oder auf etwas anderes, Motivierendes – was auch immer ihm hilft, die korrekte Position einzunehmen.
- Das Kind sollte die Übung nacheinander auf zwei verschiedene Arten durchführen: erst mit dem linken Fuß, dann mit dem rechten Fuß.

> Seitwärtsbewegungen trainieren nicht nur die Muskeln des Fußgelenks, der Knie und der Hüften, sondern auch das Gehirn.

Wie oft

- Eine bis vier Wiederholungen mit jedem Bein.

Coaching-Tipps

- Stellen Sie sich dem Kind gegenüber und halten Sie es bei den Händen – das hilft ihm zu verstehen, dass es sich seitwärts bewegen soll.
- Erlauben Sie dem Kind, sich eine eigene Schrittfolge auszudenken. Das fördert Selbstbestimmung und Eigeninitiative.

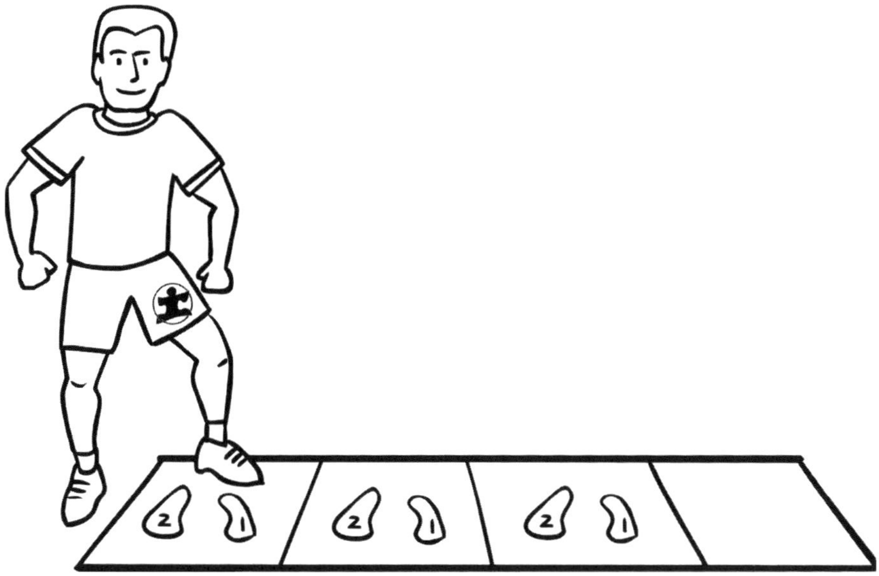

Abbildung 29: *Leiterübung mit beiden Füßen seitwärts*

Hüpfen mit beiden Füßen

Wie

- Um dem Kind zu helfen, diese Übung durchzuführen, sollte sie ihm einmal vorgemacht werden. Zeichnen Sie Fußabdrücke auf den Boden, wie auf der Abbildung zu sehen ist. Zeigen Sie dem Kind außerdem die visuelle Anleitung für die Übung.
- Machen Sie die Übung langsam und Schritt für Schritt vor, damit es versteht, was es tun soll. Es sollte mit geschlossenen Füßen in die vier Quadrate hüpfen. Dabei kommt es nicht auf Schnelligkeit an, sondern auf Einhaltung der Schrittfolge.
- Das Kind sollte die Übung nacheinander auf zwei verschiedene Arten durchführen: vorwärts und rückwärts hüpfend. Wenn es beim Rückwärtshüpfen nach hinten schaut, ist das in Ordnung.

> Statt mit Fußabdrücken können Sie auch mit Figuren aus den Lieblingsfilmen des Kindes arbeiten oder es auf die Bösewichte hüpfen lassen!

Wie oft

- Jeweils eine bis vier Wiederholungen vorwärts und rückwärts.

Coaching-Tipps

- Wenn das Kind vorwärts hüpft, stellen Sie sich ihm gegenüber in die Leiter und hüpfen Sie selbst rückwärts. Sie können das Kind dabei auch an den Händen halten.
- Zählen Sie einen Countdown, wenn das Kind loshüpfen soll, z. B. „Auf die Plätze, drei, zwei, eins, los!“
- Bleiben Sie geduldig, denn das Hüpfen ist für unsere Kinder keine leichte Aufgabe.
- Sie können mit dem Kind das Rauf- und Runterhüpfen mit einer kleinen Kiste oder einem dicken Buch üben.

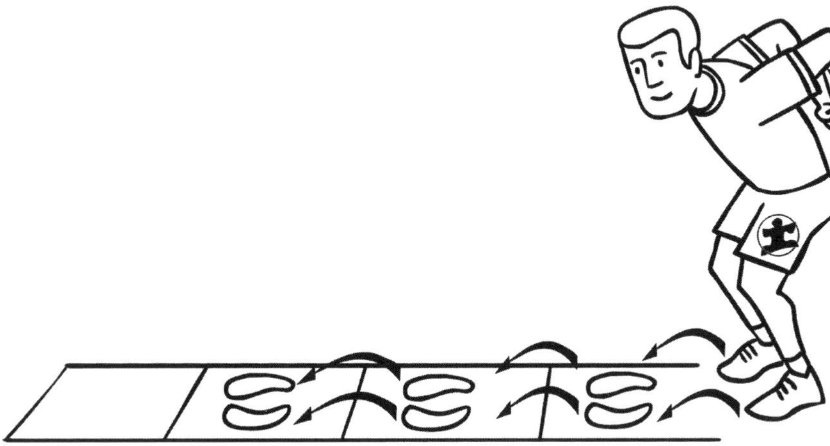

Abbildung 30: *Leiterübung mit beiden Füßen hüpfen*

16. Ball fangen (großer und kleiner)

Ziel

Die Auge-Hand-Koordination zu verbessern.

> Ein Schlagwurf kann dem Kind Angst machen. Werfen Sie zu Beginn lieber von unten, aus geringer Distanz.

Wie

- Das Kind steht in ca. 60 bis 120 cm Abstand Ihnen oder einem*r Mitspieler*in gegenüber. Ein Kreuz auf dem Boden oder ein Markierungskegel hilft dem Kind, die richtige Position zu finden. Es wird ihm von unten ein großer Ball (z. B. ein Basketball) zugeworfen. Das Kind sollte versuchen, den Ball nur mit den Fingern bzw. Händen zu fangen.
- Mit einem kleineren Ball (z. B. einem Baseball) ist der Ablauf derselbe. Sie können dem Kind eine direkte, physische Aufforderung geben, indem Sie die gewünschte Fanghand antippen, oder Sie zeigen ihm, wie es die andere Hand hinter dem Rücken halten kann. Das Kind sollte versuchen, den Ball nur mit Handfläche und Fingern zu fangen.

Wie oft

- Ein bis vier Sätze mit 5 bis 15 Fangversuchen.

Coaching-Tipps

- Nehmen Sie einen Ball, mit dem das Kind gut umgehen kann – z. B. aus Schaumstoff oder/und in ansprechenden Farben.
- Das Werfen und Fangen mit der nicht dominanten Hand zu üben, trägt zur Verbesserung der motorischen Planung der dominanten Hand bei.

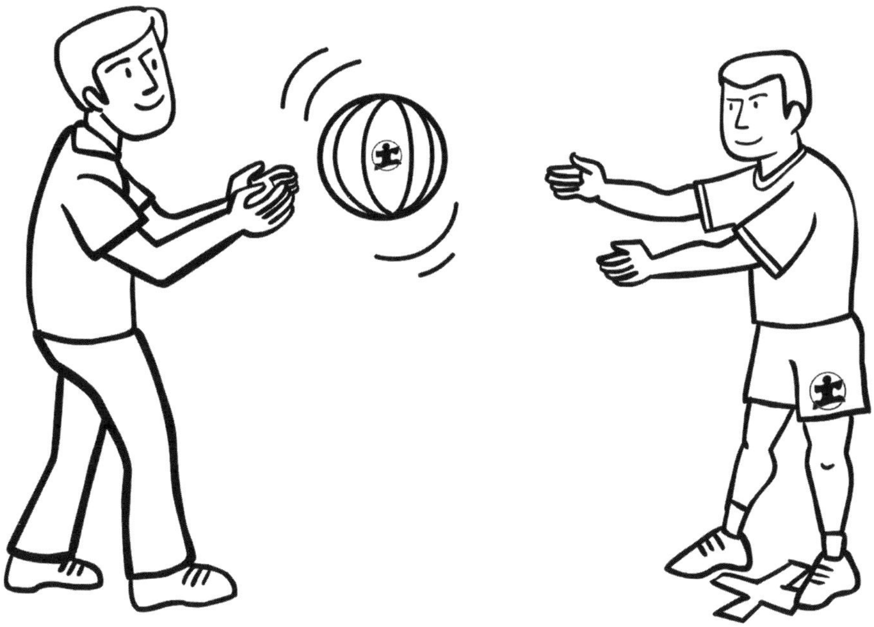

Abbildung 31a: *Ballfangen mit einem großen Ball*

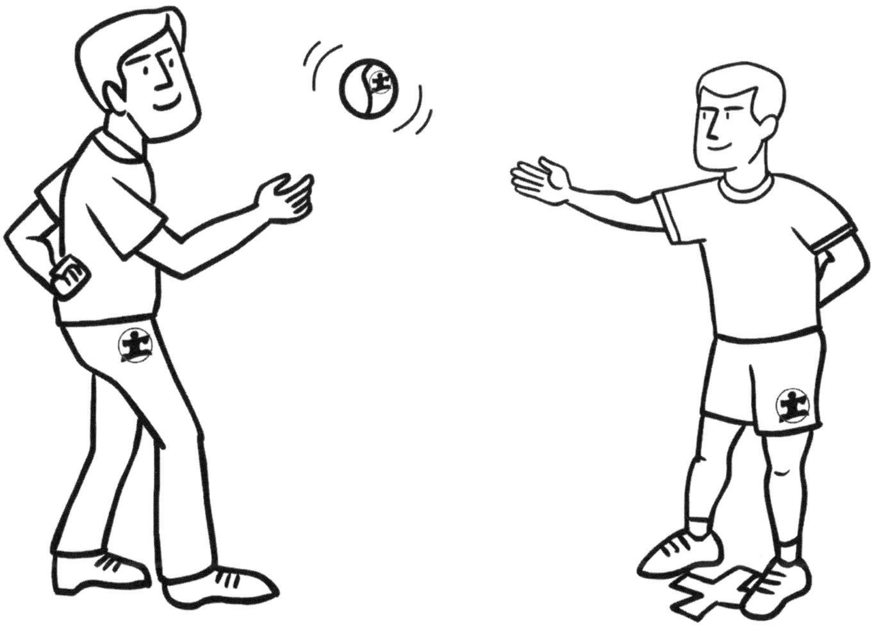

Abbildung 31b: *Ballfangen mit einem kleinen Ball*

17. Überkreuzgang

Ziel

Die Überkreuzbewegung der sich gegenüberliegenden Arme und Beine zur Verbesserung der motorischen Koordination zu üben.

> Sehr gute Übung für eine Schulpause, weil bei ihr sowohl die rechte als auch die linke Hirnhälfte zum Einsatz kommt.

Wie

- Diese Übung trägt dazu bei, die Bewegungsabläufe beim Gehen und Laufen zu verbessern. Kleben Sie ein Kreuz auf den Boden, damit das Kind eine Orientierung hat, wo es stehen soll. Am besten macht man die Übung einmal vor.
- Zielsetzung ist, dass das Kind auf der Stelle läuft, sein rechtes Knie dabei anhebt und es mit der linken Hand berührt, danach dann das linke Knie anhebt und es mit der rechten Hand berührt.

Wie oft

- Am Anfang bis zu sechs Berührungen hintereinander, dann steigern. Das Kind darf gern mitzählen!

Coaching-Tipps

- Zu Beginn kann es hilfreich sein, wenn Sie mit der entsprechenden Hand des Kindes sein gegenüberliegendes Knie berühren. Sie können auch zuerst versuchen, Hand und Knie nur anzutippen.
- Wenn es dem Kind nicht gelingt, auf einer Stelle stehen zu bleiben, lassen Sie es im Kreis oder vorwärts- und rückwärtsgehen. In meinem Training hat sich diese Methode sehr gut bewährt.

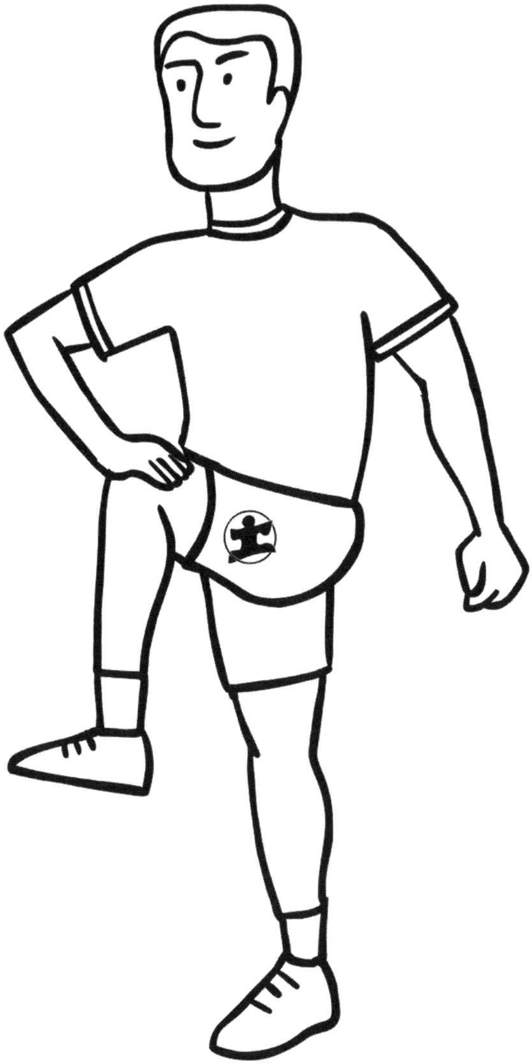

Abbildung 32: *Überkreuzgang*

18. Überkreuzgang mit Ellbogen

Ziel

Die Überkreuzbewegung der gegenüberliegenden Beine und Ellbogen für die motorische Koordination und Stärkung der Bauchmuskulatur zu verbessern.

> Die Ellbogen einzusetzen, trainiert die Bauchmuskulatur.

Wie

- Kleben Sie ein Kreuz auf den Boden, damit das Kind eine Orientierung hat, wo es stehen soll. Am besten machen Sie die Übung einmal vor und zeigen ihm die visuelle Anleitung.
- Das Kind hebt das rechte Knie an und sollte es mit dem linken Ellbogen berühren, dann hebt es das linke Knie an und berührt es mit dem rechten Ellbogen.

Wie oft

- Ein bis vier Sätze mit 6 bis 30 Wiederholungen.

Coaching-Tipps

- Zu Beginn kann es hilfreich sein, wenn Sie mit der Hand des Kindes das entsprechende Knie zum gegenüberliegenden Ellbogen führen. Sie können auch zuerst versuchen, Knie und Ellbogen nur anzutippen.
- Wenn es dem Kind nicht gelingt, auf einer Stelle stehen zu bleiben, lassen Sie es im Kreis oder vorwärts- und rückwärtsgehen. In meinem Training hat sich dieser Ansatz sehr gut bewährt.

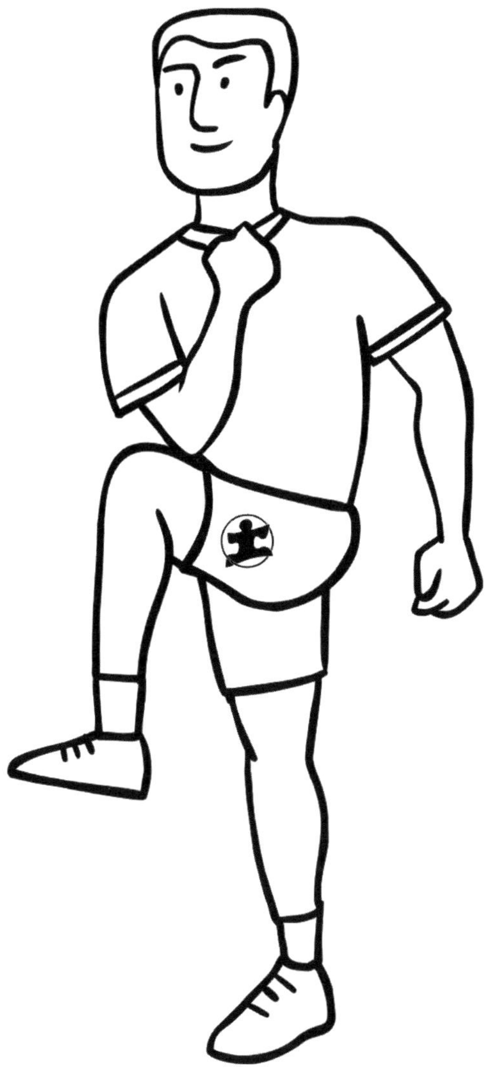

Abbildung 33: *Überkreuzgang mit Ellbogen*

19.–21. Buchstaben-Hüpfen

Ziel

Die grobmotorische Koordination zu verbessern sowie die Muskeln von Fußgelenk, Knie und Hüften zu stärken und gleichzeitig die Buchstaben zu üben.

> Nachdem das Kind gehüpft ist, bitten Sie es, den Buchstaben an das Anschlagbrett zu schreiben. So übt es gleichzeitig seine Feinmotorik!

Wie

- Markieren Sie mit Klebeband, Kreide oder Sprühfarbe fünf Kreise auf dem Boden. Verteilen Sie die Kreise im Abstand von je 30 bis 60 cm wie auf der Abbildung.
- Das Kind soll immer als Erstes mit beiden Füßen gleichzeitig hüpfen. Startpunkt ist der Kreis, wo der Buchstabe beginnt, den das Kind „schreiben“ wird. Beim Buchstaben „M“ beispielsweise wäre das der Kreis links unten. Beim Buchstaben „X“ wäre ein Fuß unten links, der andere unten rechts. Dann springt es mit beiden Füßen in die Mitte und landet ähnlich wie zu Beginn auf den oberen zwei Kreisen.

Wie oft

- „Schreiben“ Sie zuerst jeden Buchstaben einmal auf die richtige Weise. Wenn das Kind den Bogen heraushat, können Sie pro Sitzung bis zu fünf Sätze durchführen.

Coaching-Tipps

- Wenn das Kind beim „Buchstaben-Schreiben“, statt zu hüpfen, einfach geht, ist das in Ordnung. Sein Gehirn verarbeitet die Buchstaben dabei auf andere Weise. Für das Hüpfen braucht es vielleicht etwas länger.
- Sobald es Ihrem Kind leichtfällt, auf zwei Beinen zu hüpfen, lassen Sie es die Buchstaben auf einem Bein hüpfen. Üben Sie das mit jeweils beiden Beinen.

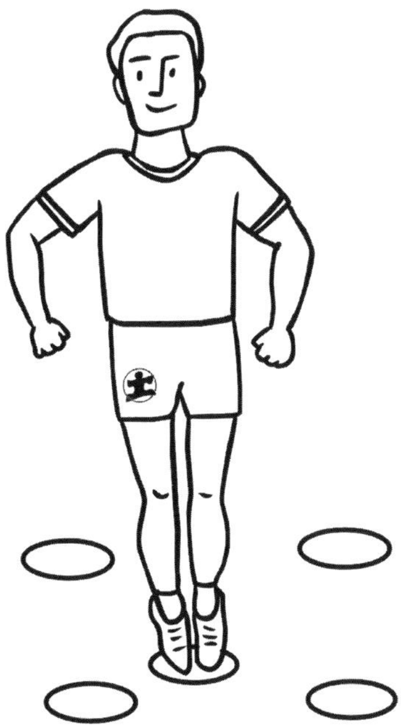

Abbildung 34a: *Buchstaben-Hüpfen auf zwei Beinen*

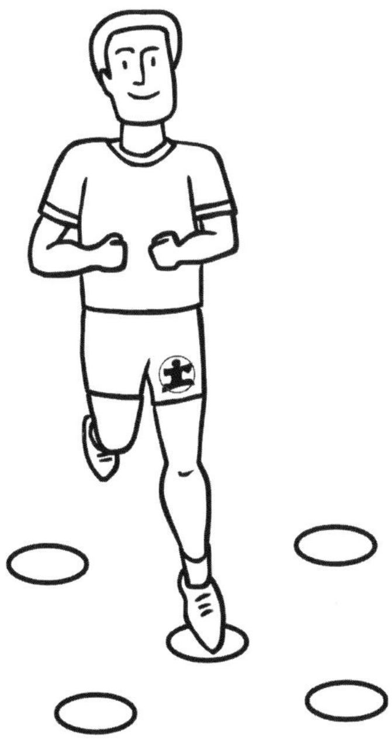

Abbildung 34b: *Buchstaben-Hüpfen auf einem Bein*

Hüpf diese Buchstaben!

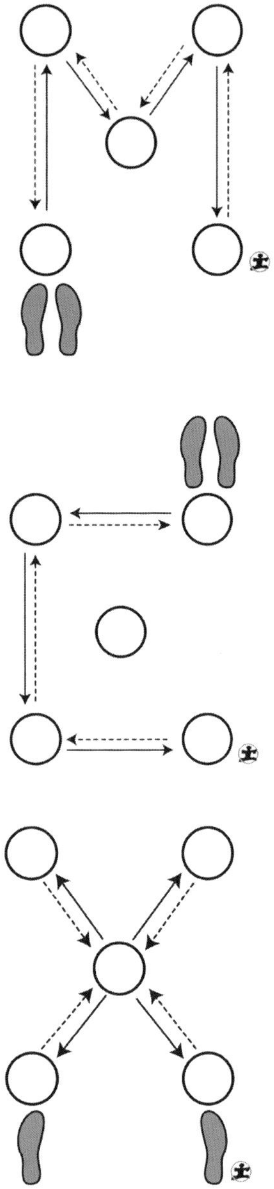

Abbildung 35: *Hüpf diese Buchstaben!*

Muskuläre Fitness

22. Kurzhantel-Bankdrücken

Ziel

Die Oberkörpermuskeln (Pectoral- oder Brustmuskel, Delta- oder Schultermuskel, Trizeps – Oberarmrückseite) zu stärken und gleichzeitig sensorisches Feedback zu geben.

> Das Kind sollte während dieser Übung gut beobachtet oder ihm Hilfestellung gegeben werden. Dabei nicht an den Handgelenken unterstützen, sondern an den Hanteln!

Wie

- ❖ Das Kind liegt mit gebeugten Knien auf dem Rücken, Füße flach aufgestellt und Nacken entspannt. Geben Sie ihm die Hanteln. Als Nächstes halten Sie Ihre Hände über der Brust des Kindes und fordern es auf, die Hanteln gegen Ihre Hände zu drücken.
- ❖ Dann senkt das Kind die Hanteln zurück in die Ausgangsposition, bis die Rückseiten der Arme die Matte berühren. Übung wiederholen.

Wie oft

- ❖ Ein bis vier Sätze mit 6 bis 20 Wiederholungen.

Coaching-Tipps

- ❖ Wenn Sie eine Bank zur Verfügung haben, können Sie diese mit Ihrem Kind ausprobieren, aber sie ist eher für Jugendliche und Erwachsene geeignet. Auf dem Boden zu liegen, ist sicherer und ermöglicht es den Kindern, die Bewegungen besser zu kontrollieren.
- ❖ Wenn das Kind auf der Bank liegt und seine Füße den Boden nicht erreichen, dann benutzen Sie die Bank nicht.

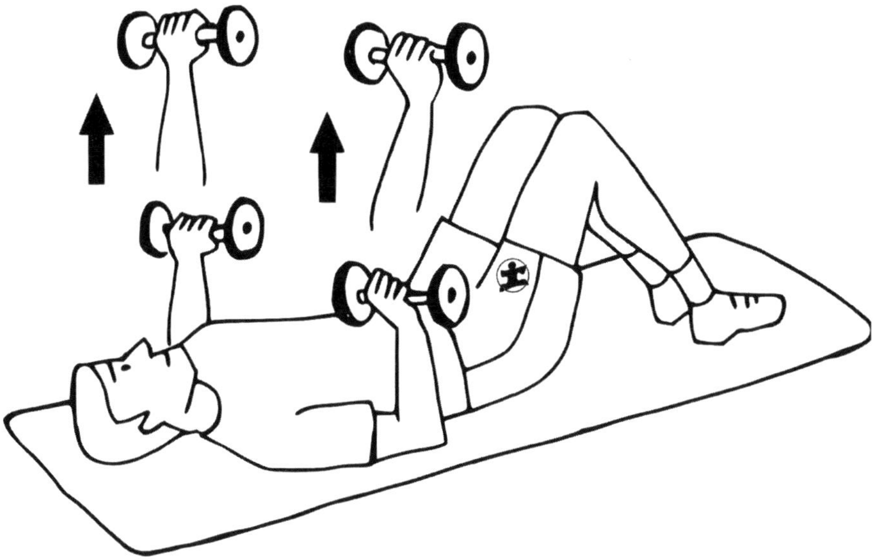

Abbildung 36: *Kurzhantel-Bankdrücken*

23. Einarmige Hantelübung

Ziel

Die Muskulatur von Rücken und Schultergürtel zu stärken.

Wie

- Das Kind beginnt mit den Händen und Knien am Boden. Die Wirbelsäule soll gerade (gestreckt) sein und die Augen blicken zu Boden.
- Als Nächstes nimmt das Kind mit einer Hand eine Hantel auf. Legen Sie Ihre Hand auf seinen Ellbogen. Dann hebt das Kind die Hantel an, bis sein Ellbogen Ihre Hand berührt.
- Nun soll es die Hantel langsam senken und dann das Ganze wiederholen. Die Übung wird mit dem anderen Arm wiederholt.
- Starten Sie mit leichten Hanteln und gehen Sie gegebenenfalls zu schwereren über.

Wie oft

- Vier Sätze mit 6 bis 20 Wiederholungen.

Coaching-Tipps

- Für die größtmögliche Bewegung kann es hilfreich sein, wenn Sie Ihre andere Hand an die Anfangsposition (Boden) halten, sodass das Kind auch da einen Zielpunkt hat.
- Es ist in Ordnung, wenn das Kind die Hände abwechselnd benutzt (erst rechts, dann links). Wie gesagt: Alles ist okay, solange sich das Kind bewegt und nicht in Gefahr bringt.

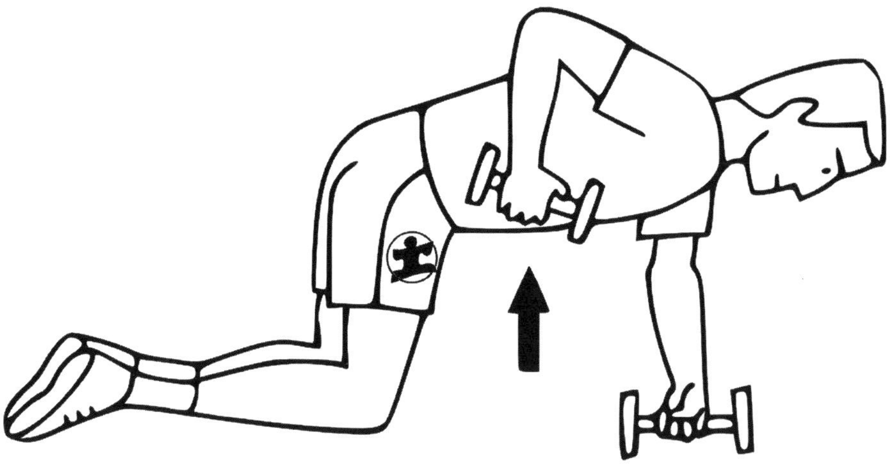

Abbildung 37: *Einarmige Hantelübung*

24. Fitnessband-Übung im Stehen (zwei Hände)

Ziel

Die Haltung zu verbessern und die Rückenmuskulatur zu stärken.

> Versuchen Sie die Übung auch mal mit nur einer Hand. Eine gute Gelegenheit, den Unterschied zwischen der rechten und der linken Hand zu üben.

Wie

- Schlingen Sie das Band um einen Pfeiler oder etwas ähnlich Stabiles und Sicheres. Geben Sie dem Kind die Griffe oder Schlaufen in die Hand und stellen Sie sich hinter ihm auf.
- Fordern Sie das Kind auf, am Band zu ziehen; dabei sollten seine Ellbogen Ihre Handflächen berühren. Das hilft ihm dabei, den Umfang der Bewegung zu spüren, die es ausführen soll.

Wie oft

- Ein bis vier Sätze mit 6 bis 20 Zügen.

Coaching-Tipps

- Wenn das Kind das Band in Richtung Ihrer Hände zieht, achten Sie auf seinen mittleren Rücken. Wenn sich die Schulterblätter nicht bewegen, ziehen Sie Ihre Hände etwas weiter zurück, um den Weg zu verlängern.

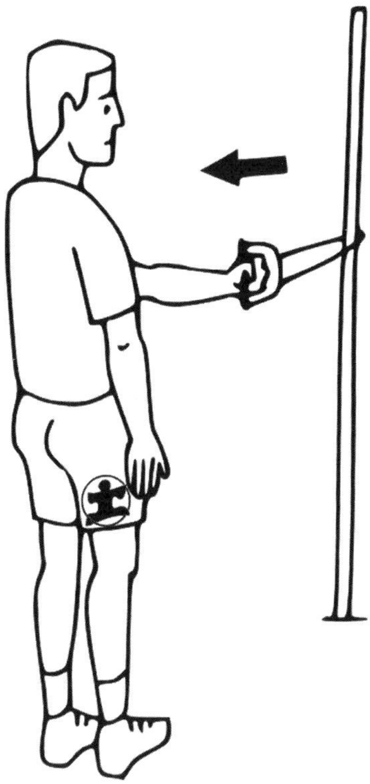

Abbildung 38a: *Fitnessband-Übung im Stehen (mit einer Hand)*

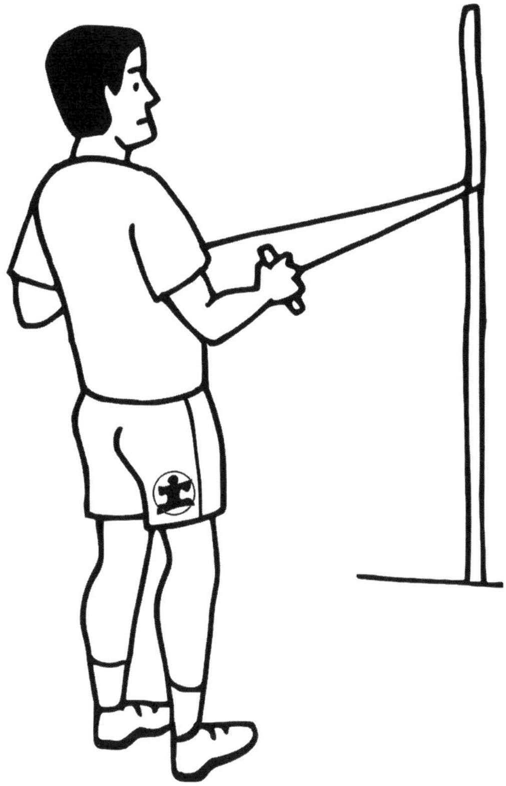

Abbildung 38b: *Fitnessband-Übung im Stehen (mit zwei Händen)*

25.–27. Medizinball-Übungen

Ziel

Die Brust-, Schulter- und Armmuskulatur zu stärken.

Heben und Senken mit dem Medizinball

Wie

- Das Kind hält zuerst den Medizinball mit gestreckten Armen vor der Brust. Dann hebt es den Ball langsam über den Kopf. Die Arme bleiben gestreckt.
- Wenn das Kind den Ball wieder sinken lässt, sollte diese Bewegung langsam durchgeführt werden, dabei bleiben die Arme immer gestreckt.

Wie oft

- Ein bis zwei Sätze mit je 3 bis 12 Wiederholungen.

Coaching-Tipps

- Verwenden Sie zu Anfang einen leichten Medizinball.
- Vielleicht müssen Sie helfen, die Arme des Kindes bei den ersten Wiederholungen in die korrekte Position zu bringen.

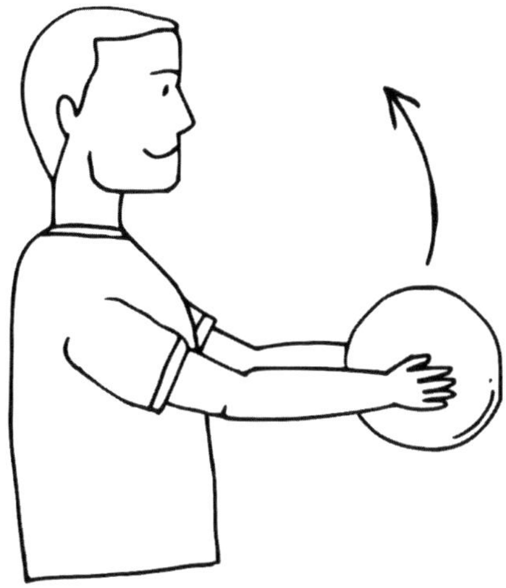

Abbildung 39a: *Heben und Senken mit dem Medizinball – Startposition*

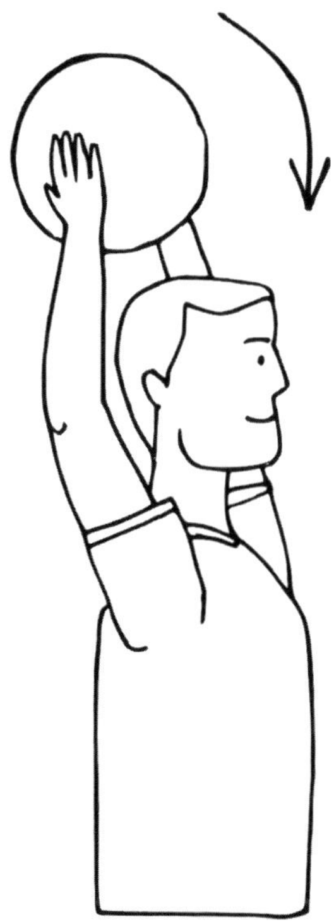

Abbildung 39b: *Heben und Senken mit dem Medizinball – Endposition*

Überkopfdrücken mit dem Medizinball

Wie

- Das Kind hält den Medizinball mit gebeugten Armen in Brusthöhe. Beide Hände liegen fest an den Seiten des Balls.
- Dann stößt oder drückt das Kind den Ball über seinen Kopf. Die Arme sind fast ganz gestreckt.

Wie oft

- Ein bis drei Sätze mit 3 bis 12 Wiederholungen.

Coaching-Tipps

- Um dem Kind zu helfen, die Arme zu strecken, fordern Sie es auf, Ihre Hand oder etwas anderes über seinem Kopf mit dem Ball anzustoßen.
- Die Knie sollten leicht gebeugt sein und der Oberkörper aufrecht, keinesfalls gebeugt.

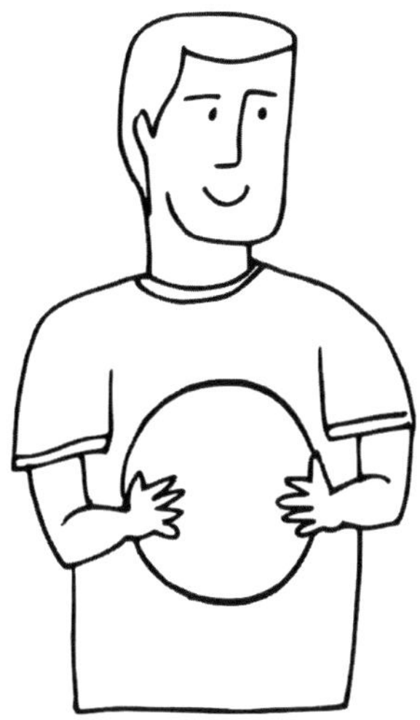

Abbildung 40a: *Überkopfdrücken mit dem Medizinball – Startposition*

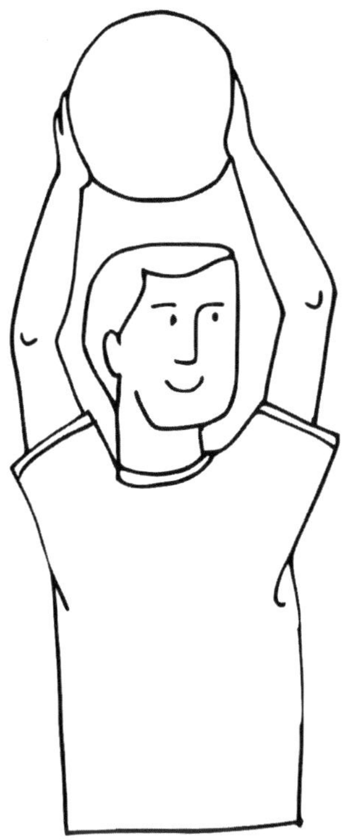

Abbildung 40b: *Überkopfdrücken mit dem Medizinball – Endposition*

Partner*inübung mit dem Medizinball

> Eine Übung für Fortgeschrittene sind Brustpässe mit dem Medizinball, ähnlich dem Brustpass beim Basketball.

Wie

- Zuerst hält das Kind den Medizinball mit beiden Händen in Brusthöhe fest.
- Ein*e Partner*in stellt sich mit in Brusthöhe ausgestreckten Armen vor ihm auf, die Hände sollten ca. 50 cm vom Ball entfernt sein.
- Achten Sie darauf, dass beide Partner*innen sich und/oder den Medizinball im Blick haben, bevor der Ball geworfen wird. Sie können vor dem Wurf auch den Namen des Gegenübers rufen, z. B. „John, fang den Ball!"

Wie oft

- Ein bis drei Sätze mit je 3 bis 12 Wiederholungen.

Coaching-Tipps

- Wenn der Medizinball schon während der Bewegung herunterfällt, versuchen Sie es zunächst mit einem leichteren Ball.
- Die Übungspartner*innen können sich zu Anfang den Ball auch einfach hin- und herreichen.
- Rückwärtszählen (z. B. 3 … 2 … 1) hilft dem Kind zu verstehen, wann die Übung zu Ende ist.

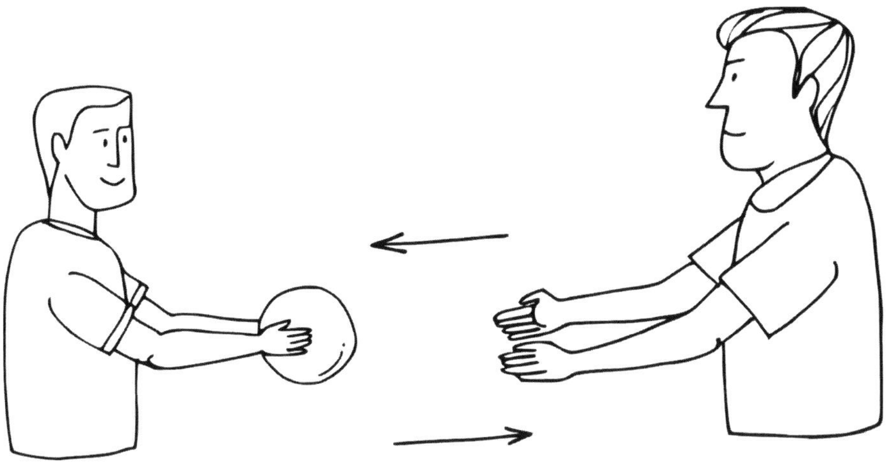

Abbildung 41: *Partner*inübung mit dem Medizinball*

Starke Bauchmuskeln

28.–31. Superman-Übungsreihe

Ziel

Kräftige Bauchmuskeln und Gleichgewichtssinn zu entwickeln, den Bewegungsradius von Schultern und Beinen zu erweitern sowie die Bewegung aus der Körpermitte zu verbessern.

Die ersten beiden Übungen dieser Reihe dienen der Vorbereitung auf die vollständige Superman-Übung.

Beine strecken und beugen

Ziel

Den Bewegungsradius von Hüften und Beinen zu vergrößern sowie die Bauchmuskeln für die vollständige Superman-Übung zu trainieren.

> Wenn das Kind sein Bein nicht richtig streckt, halten Sie Ihre Hand an die Stelle, bis zu der es sich strecken soll.

Wie

- Das Kind stützt sich auf Hände und Knie, dabei sollte die Wirbelsäule eine gerade Linie bilden, die Augen schauen zum Boden.
- Als Nächstes sollte das Kind das rechte oder linke Bein ausstrecken. Möglicherweise müssen Sie das Bein anstupsen, damit das Kind weiß, welches Bein es bewegen soll.
- Dann wird das Bein zurück in die Ausgangsposition gebracht und das Ganze wiederholt. Wenn das Knie bei der Rückkehr abgesetzt wird, ist das in Ordnung – das Ziel ist aber, es nicht abzusetzen, sondern in konstanter Bewegung zu bleiben.

Wie oft

- Ein bis vier Sätze pro Bein mit jeweils 6 bis 15 Wiederholungen.

Coaching-Tipps

- Diese Übung bietet die ideale Gelegenheit, den Unterschied zwischen links und rechts zu erfahren.

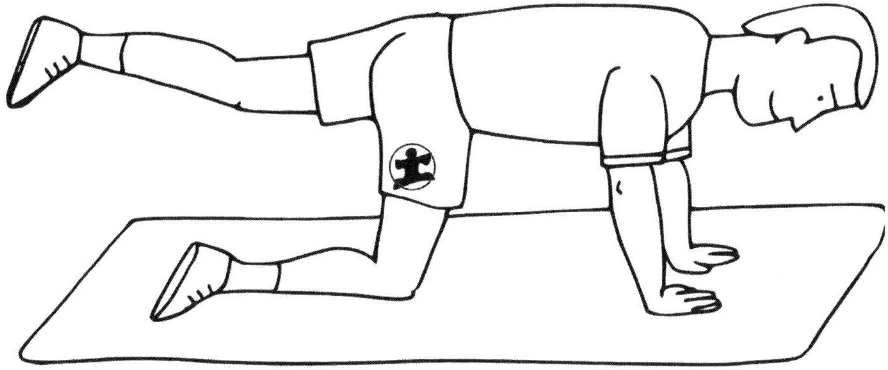

Abbildung 42a: *Superman-Übungsreihe – Bein strecken und beugen*

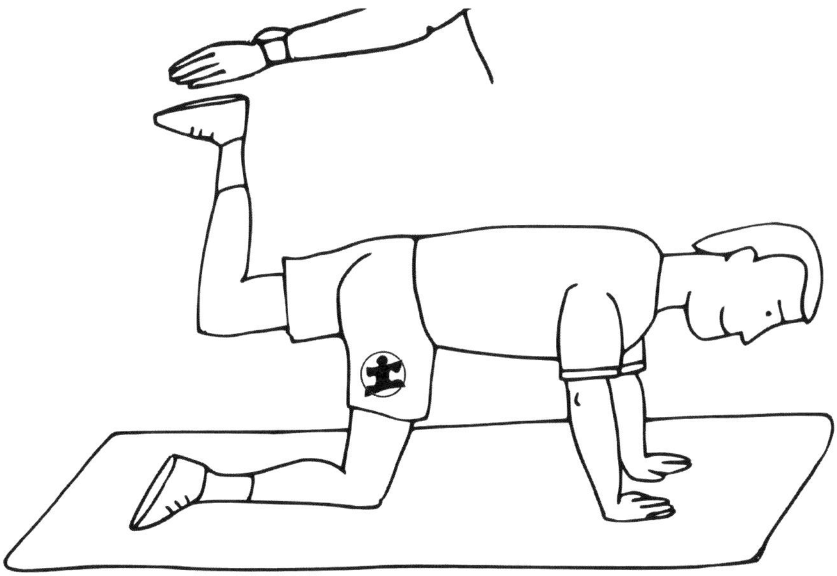

Abbildung 42b: *Superman-Ubungsreihe – Bein strecken mit Handunterstützung*

Arm strecken

Ziel

Durch die Überkreuzbewegung den Bewegungsradius des Schultergürtels zu verbessern und gleichzeitig für die vollständige Superman-Übung zu trainieren.

> Um zusätzlich die Kraft im Schultergürtel zu trainieren, können die Kinder während der Übung eine 0,5 kg-Hantel in der Hand halten.

Wie

- Das Kind stützt sich auf Hände und Knie, dabei sollte die Wirbelsäule eine gerade Linie bilden, die Augen schauen zum Boden.
- Dann sollte das Kind mit der rechten oder linken Hand das entgegengesetzte Knie berühren und anschließend den Arm nach vorn (oder gegen Ihre Hand) ausstrecken.
- Die Übung mit dem anderen Arm wiederholen.
- Betonen Sie die Wichtigkeit, das entgegengesetzte Knie zu berühren, bevor das Kind nach Ihrer Hand greift – und loben Sie es, wenn es gelingt.

Wie oft

- Ein bis vier Sätze pro Hand mit jeweils 6 bis 15 Wiederholungen.

Coaching-Tipps

- Wenn Sie die Position Ihrer Hände, die das Kind erreichen soll, variieren, trainiert das Kind viele verschiedene Muskeln des Schultergürtels.
- Auch wenn das Kind imstande ist, die komplette Superman-Übung durchzuführen, sollte diese Übung einzeln für sich durchgeführt werden.
- Um dem Kind bei der Berührung des entgegengesetzten Knies zu helfen, probieren Sie, seine Hand über den Boden oder Teppich zu führen, weil die dabei empfangenen sensorischen Reize unterstützend wirken.

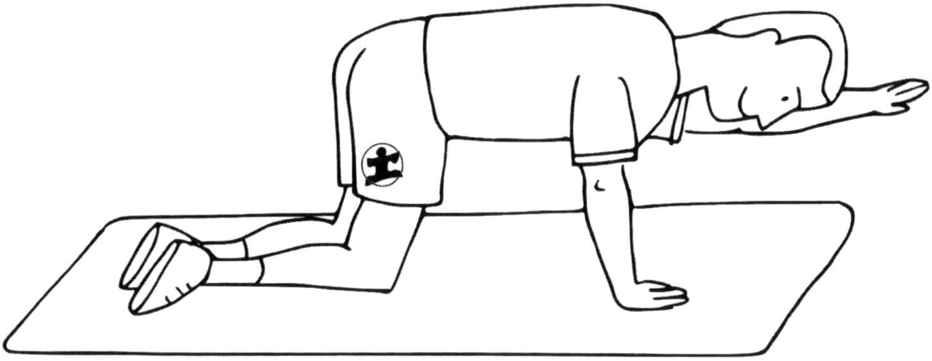

Abbildung 43: *Arm strecken*

Superman

Ziel

Überkreuzbewegung zu üben, indem die entgegengesetzten Knie und Hände vor dem Bauch zusammengeführt werden. Im Anschluss werden Arm und Bein gestreckt.

> Wenn Ihr Kind Schwierigkeiten mit Sit-ups oder Bauchpressen (Crunches) hat, ist dies eine großartige Alternative, um die Bauchmuskulatur zu stärken.

Wie

- Das Kind stützt sich auf Hände und Knie, dabei sollte die Wirbelsäule eine gerade Linie bilden, die Augen schauen zum Boden.
- Dann berührt das Kind mit der rechten oder linken Hand das entgegengesetzte (linke) Knie und streckt danach die rechte Hand und das linke Bein gleichzeitig aus. Üben Sie abwechselnd beide Seiten und wiederholen Sie die Übung dann mit der linken Hand und dem rechten Bein.
- Während das Kind die angesetzten Wiederholungen durchführt, sollte es idealerweise die aktive Hand/das aktive Bein zu keinem Zeitpunkt ablegen. Andererseits ist die Übung recht komplex, wenn also das Kind eine Pause braucht, um das Gelernte zu verarbeiten, gewähren Sie sie ihm ruhig.

Wie oft

- Ein oder zwei Sätze mit je 6 bis 20 Wiederholungen pro Seite.

Coaching-Tipps

- Dies ist eine anspruchsvolle Übung! Wenn Ihr Kind es nicht beim ersten Versuch schafft, machen Sie sich keine Sorgen. Ihre Devise sollte sein: Immer eins nach dem anderen. Folgen Sie den visuellen Anleitungen und nutzen Sie die vorigen Übungen in der Reihe, um dem Kind Erfolgserlebnisse zu verschaffen.

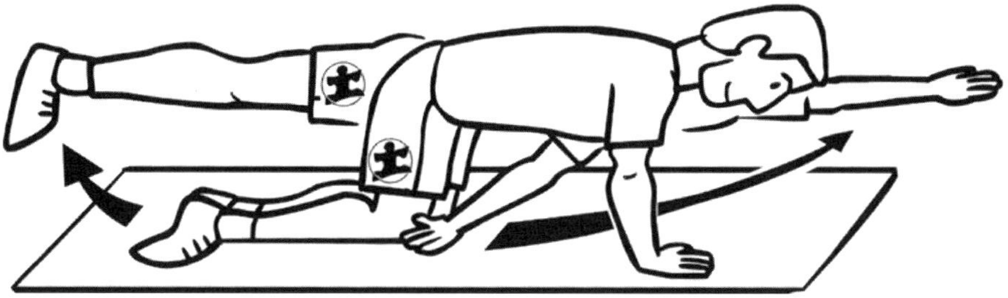

Abbildung 44: *Superman*

32. Liegestütz mit gestreckten Armen

Ziel

Die muskuläre Fitness von Bauch, Armen, Gesäß/hinterem Oberschenkel und Schultergürtel zu verbessern.

> Das Kind sollte keine aktiven Liegestütze machen, sondern einfach diese Position halten.

Wie

- ❖ Das Kind ist auf dem Boden und stützt sich auf Hände und Knie.
- ❖ Achten Sie als Nächstes darauf, dass die Hände flach auf dem Boden oder der Matte aufliegen, die Brust befindet sich direkt über den Händen.
- ❖ Fordern Sie das Kind auf, ein Bein gerade nach hinten auszustrecken, mit den Zehen oder dem Ballen auf dem Boden, dann das Gleiche mit dem anderen Bein.
- ❖ Bleiben Sie geduldig, dies ist eine anspruchsvolle Übung für den ganzen Körper.

Wie oft

- ❖ Ein bis drei Sätze, je 5 bis 20 Sekunden lang.

Coaching-Tipps

- ❖ Es sollte eine imaginäre gerade Line durch den Körper gehen, von den Schultern über die Hüften bis zu den Knien und Knöcheln.
- ❖ Anfangs müssen Sie möglicherweise Hilfestellung leisten, damit das Kind die Hüften oben behält und nicht absinken lässt.
- ❖ Beginnen Sie langsam. Anfangs die Position nur drei bis acht Sekunden halten und verlängern Sie nach und nach die Zeit.

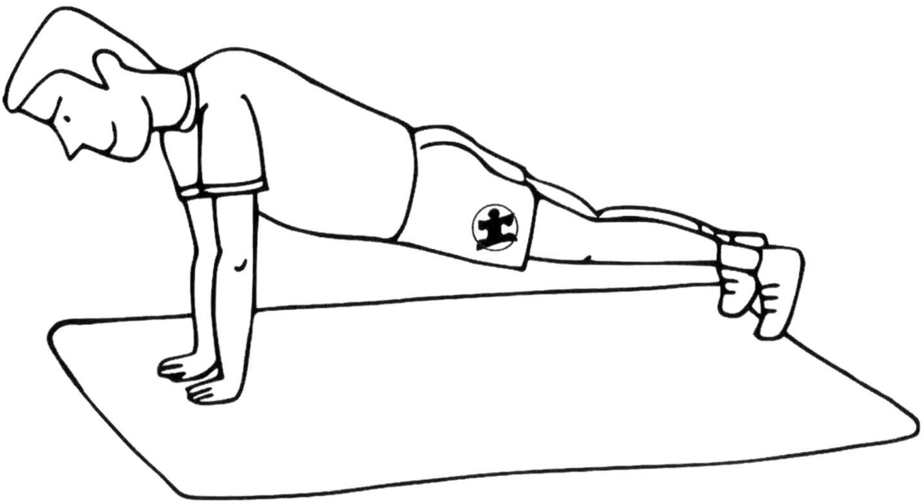

Abbildung 45: *Liegestütz mit gestreckten Armen*

33. Unterarmstütz (Plank)

Ziel

Die Muskeln von Bauch, Gesäß, hinterem Oberschenkel und Schultergürtel zu stärken.

> Diese Übung trainiert den gesamten Körper und ist effektiver und sicherer als der traditionelle Sit-up oder Crunch.

Wie

- Es wird für das Kind hilfreich sein, wenn Sie die Übung einmal vormachen. Wenn nötig, zeigen Sie ihm zusätzlich noch die visuelle Übungsanleitung.
- Zuerst liegt das Kind bäuchlings, auf Handflächen und Unterarme gestützt, auf dem Boden. Fordern Sie es dann auf, die Beine gerade nach hinten zu strecken und dabei die Zehen in den Boden zu stemmen. Dabei sollte das Kind einen geraden Rücken haben (das Gesäß weder nach oben gestreckt noch nach unten gesunken).

Wie oft

- Ein bis vier Sätze, je 5 bis 20 Sekunden lang.

Coaching-Tipps

- Lassen Sie das Kind zunächst versuchen, eine Liegestützposition einzunehmen und zu halten.
- Wenn das Kind die Übung ausführen kann, klopfen Sie ihm dabei leicht auf die Schultern, den seitlichen Oberkörper und die Beine. Das regt zusätzlich die Bauchmuskeltätigkeit an.
- Achten Sie darauf, dass der Hals entspannt bleibt und die Augen auf den Boden gerichtet sind.
- Wenn das Gesäß weit oben in der Luft ist, ist das in Ordnung, aber die Hüften sollte nach unten gebracht werden. Der Körper fängt dabei möglicherweise an zu wackeln oder zu zittern, aber das zeigt nur, dass die Übung effektiv ist.

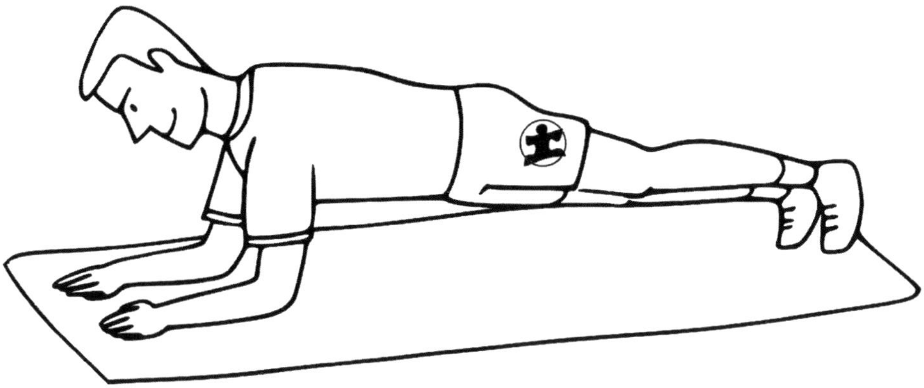

Abbildung 46: *Unterarmstütz (Plank)*

34. Crunch mit Partner*in

Ziel

Die Bauchmuskulatur zu stärken und gleichzeitig am Teamwork zu arbeiten.

> Die Übung eignet sich sehr gut, um mit Kindern oder Jugendlichen soziale Fähigkeiten zu trainieren.

Wie

- Ein Kind liegt mit gebeugten Knien auf dem Boden, die Füße flach aufgestellt. Sein*e Partner*in steht mit ausgestreckten Armen nahe bei den Füßen des liegenden Kindes.
- Das liegende Kind streckt die Arme nach vorn und hebt den Oberkörper in Richtung der Hände des Partners oder der Partnerin. Es reicht, wenn die Schulterblätter sich vom Boden heben und nicht der ganze Oberkörper. Sollte das doch geschehen, sollte sein*e Partner*in mit den Händen näher herankommen.

Wie oft

- Ein bis vier Sätze mit 5 bis 15 Wiederholungen.

Coaching-Tipps

- Fordern Sie das Kind auf, während der Übung die Wiederholungen mitzuzählen.
- Die Teampartner*innen sollten sich abwechseln, um die Übung in beiden Positionen zu lernen.

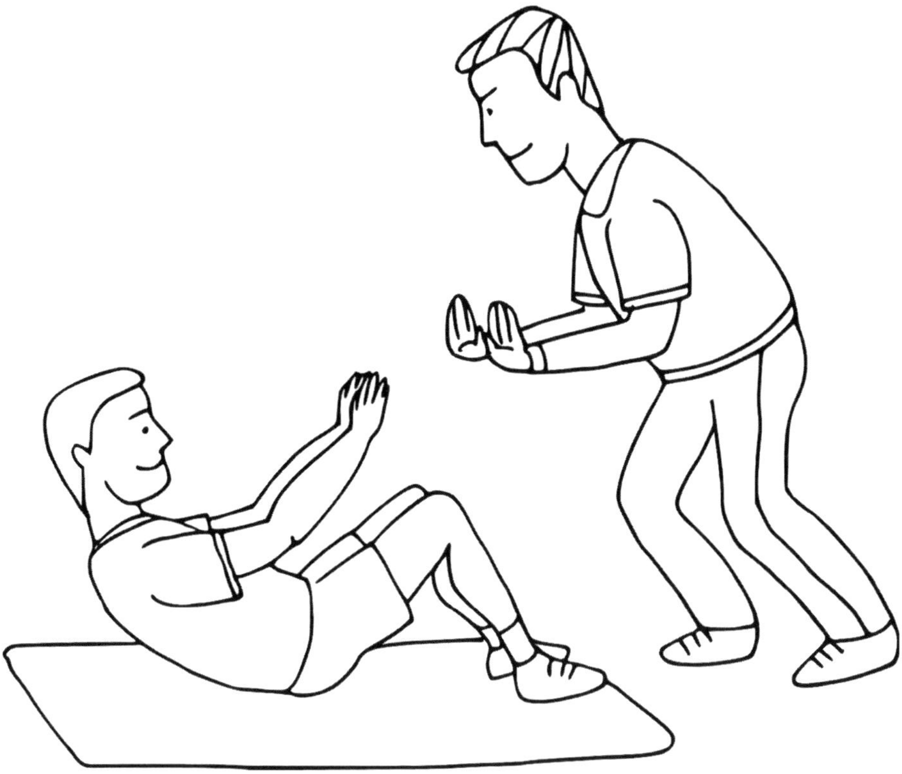

Abbildung 47: *Crunch mit Partner*in*

Kardiovaskuläre Fitness

35.–42. Lauftechniken

(Breitbeiniges Laufen/seiltänzerisches Laufen, so wenige/so viele Schritte wie möglich, laute Schritte/Samtpfoten, schnelle Arme/ohne Arme)

Ziel

Die motorischen Fähigkeiten zu verbessern, was wiederum die Geh- und Lauftechnik sowie die großen motorischen Bewegungen verbessern kann.

Diese Laufübungen sollten möglichst zusammen durchgeführt werden. Versuchen Sie es paarweise (z. B. erst breitbeinig laufen, dann seiltänzerisch laufen etc.). Wenn es nicht klappt, alle auf einmal durchzuführen, ist das aber kein Problem. Suchen Sie diejenigen aus, die dem Kind gefallen könnten, und nehmen Sie die anderen Übungen nach und nach dazu.

Wie

- ❖ Wählen Sie eine Distanz, die das Kind realistischerweise gehend/laufend zurücklegen kann. Verwenden Sie Kegel oder Linien auf dem Boden als Start- und Zielpunkt.
- ❖ Wenn Sie Start- und Stopp-Schilder haben, bringen Sie diese an geeigneter Stelle an.
- ❖ Um dem Kind das Startsignal zu geben, sollten Sie immer denselben Countdown im gleichen Rhythmus verwenden. Beispielsweise: „Achtung ... Fertig ... Los“ oder „Eins ... Zwei ... Drei ... Start!“
- ❖ Wenn das Kind auf akustische Anweisungen nicht gut reagiert, geben Sie das Startsignal mit einer Armbewegung. Sie können beispielsweise den Arm in die Luft strecken und dann fallen lassen, um „Los“ zu signalisieren. Demonstrieren Sie das dem Kind vorab auf leicht verständliche Weise.
- ❖ Jede dieser Übungen sollte vorher einmal vorgemacht werden.

Wie oft

- ❖ Ein bis zehn Sätze von je 5 bis 20 Metern für jeden Lauf.

Breitbeiniges Laufen

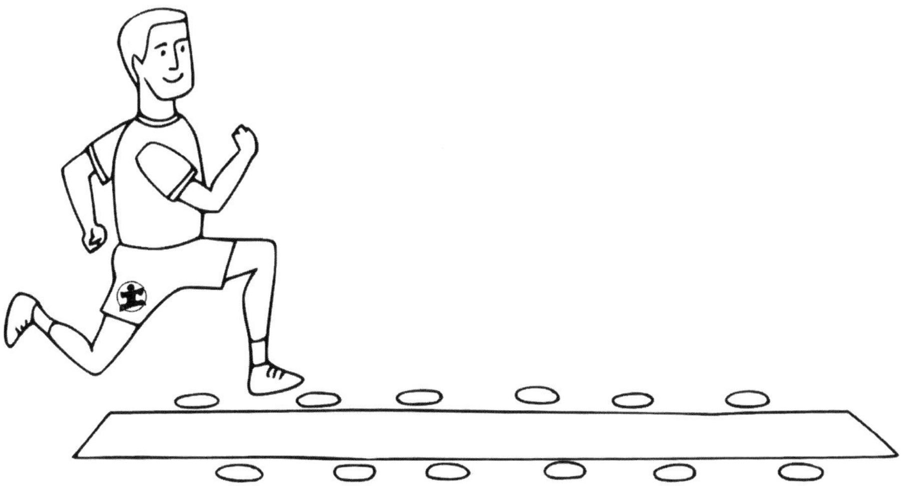

Abbildung 48: *Breitbeiniges Laufen*

Coaching-Tipps

- Wenn es lustig aussieht, umso besser!
- Ermuntern Sie das Kind, beim Laufen die Knie hochzuheben.

Seiltänzerisches Laufen

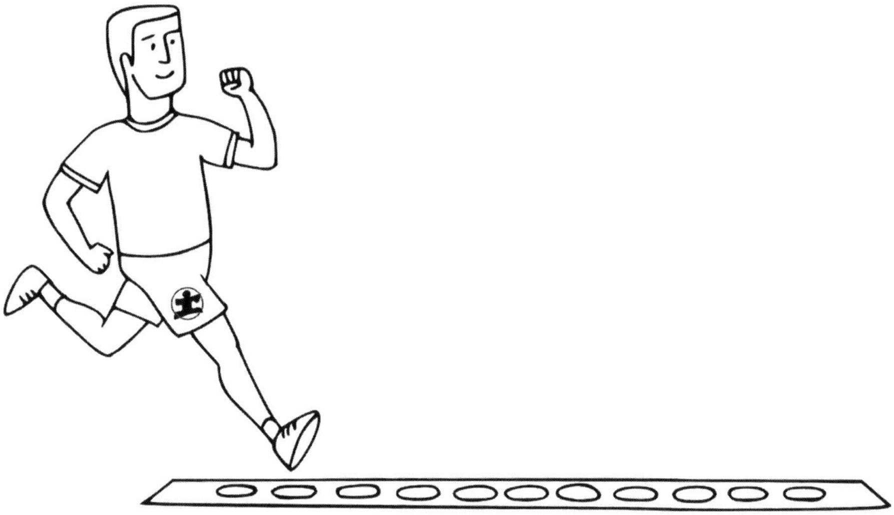

Abbildung 49: *Seiltänzerisches Laufen*

Coaching-Tipps

- Fußabdrücke auf dem Boden (wie abgebildet) sind ein gutes Hilfsmittel, ebenso wie eine Kreidelinie (im Freien) oder Klebeband (drinnen).
- Eine Übung für Fortgeschrittene ist es, dasselbe auf einem Bordstein zu versuchen. Aber Achtung: Beginnen Sie mit langsamem Gehen, dann etwas schneller und dann erst mit Laufen.

So wenige Schritte wie möglich

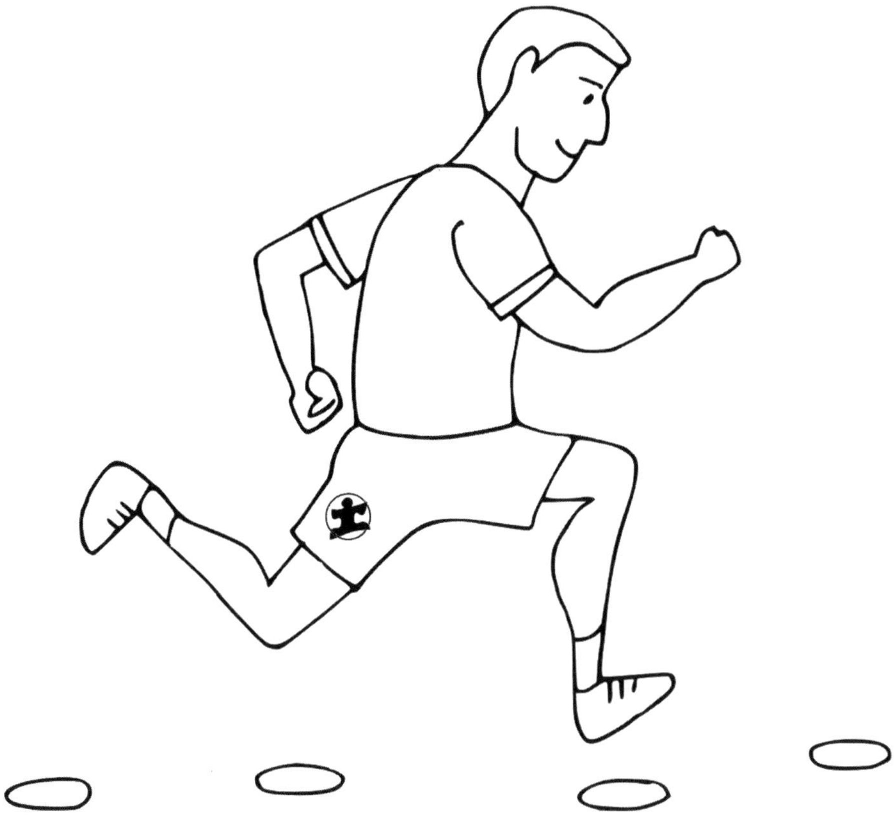

Abbildung 50: *So wenige Schritte wie möglich*

Coaching-Tipps

- Es sollte so aussehen, als ob das Kind springe oder sich strecken müsste, um auf einem Ziel zu landen.
- Platzieren Sie Markierungen im Abstand von 1 bis 1,5 Metern, je nach Größe und Fähigkeiten des Kindes.

So viele Schritte wie möglich

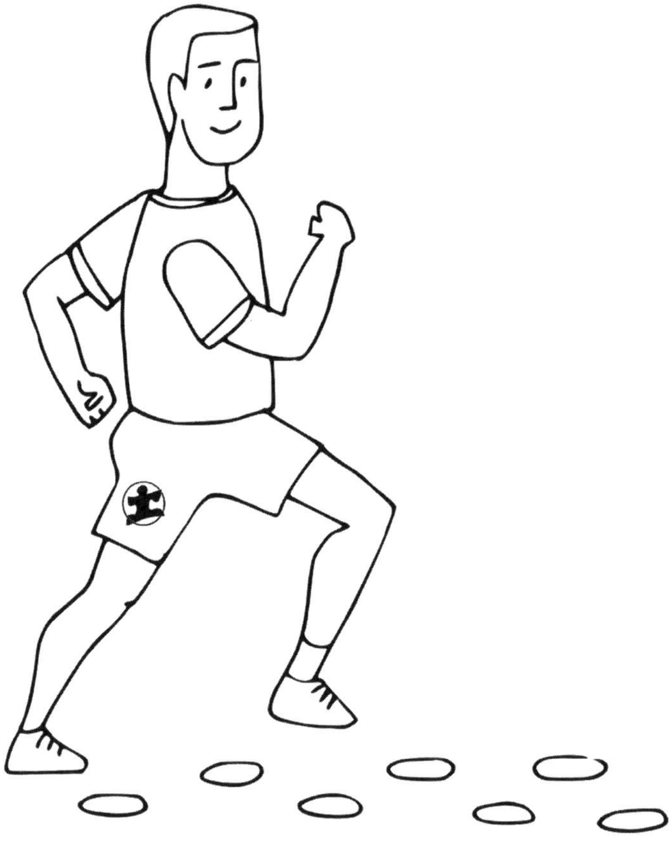

Abbildung 51: *So viele Schritte wie möglich*

Coaching-Tipps

- Weisen Sie besonders darauf hin, die Knie zu heben; manche Kinder tendieren dazu, mit den Füßen am Boden zu „schlurfen“.
- Achten Sie auf die Arme. Bewegen Sie sich entgegengesetzt? Oder hängen sie einfach herunter? Wenn das Kind mit der Übung vertraut ist, weisen Sie es auf die Armarbeit hin.

Laute Schritte

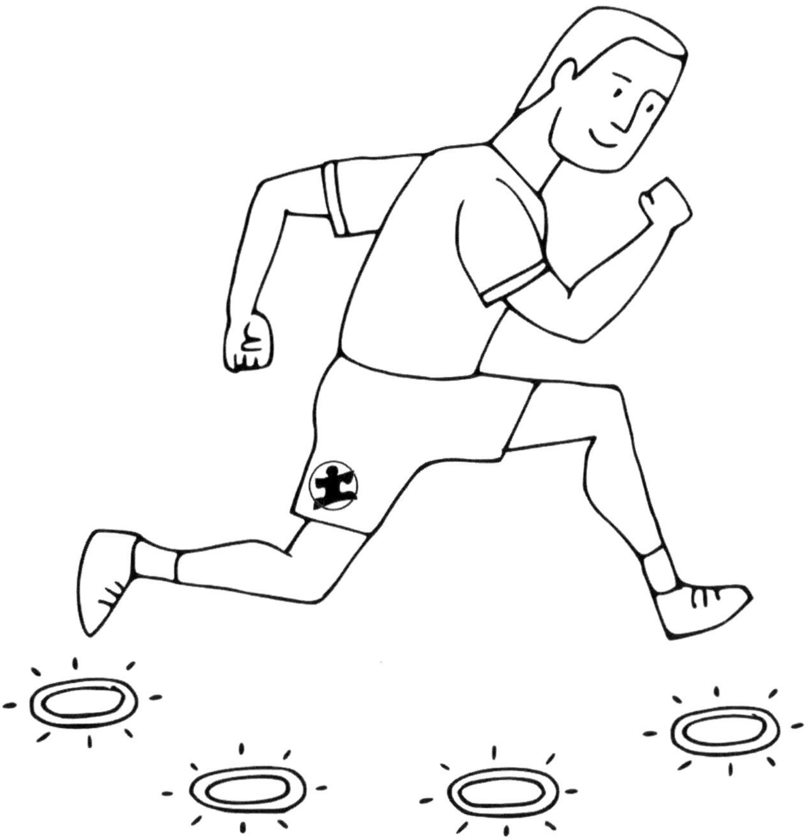

Abbildung 52: *Laute Schritte*

Coaching-Tipps

- Das Kind sollte nicht zum Ziel trampeln, aber es sollte schon ein hörbares Geräusch mit den Füßen verursachen und sich gleichzeitig auf seine Lauftechnik konzentrieren.
- Wenn das Kind dabei hüpft oder springt, ist das in Ordnung.

Samtpfoten

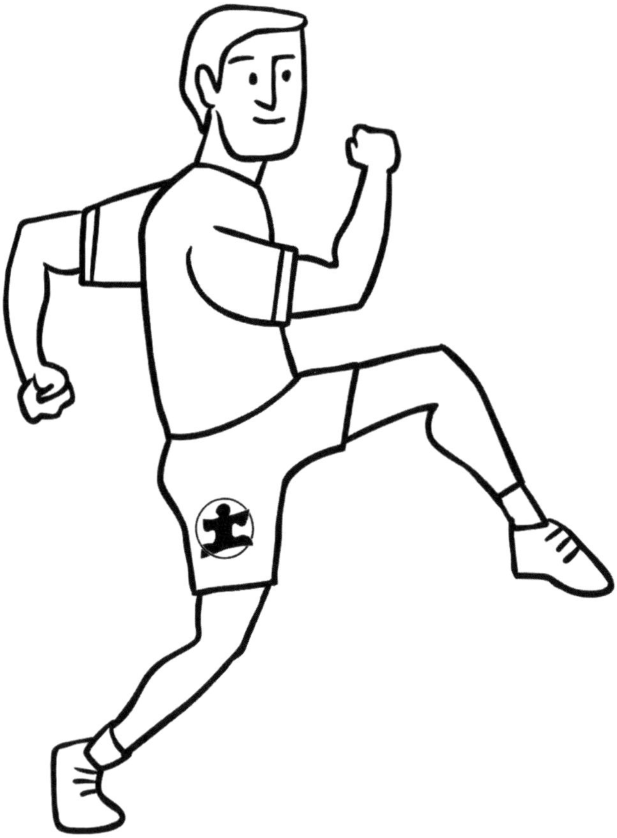

Abbildung 53: *Samtpfoten*

Coaching-Tipps

- Fordern Sie das Kind auf, „so leise zu sein wie eine Katze“.
- Beim Start sollte das Kind auf den Zehenspitzen stehen.

Schnelle Arme

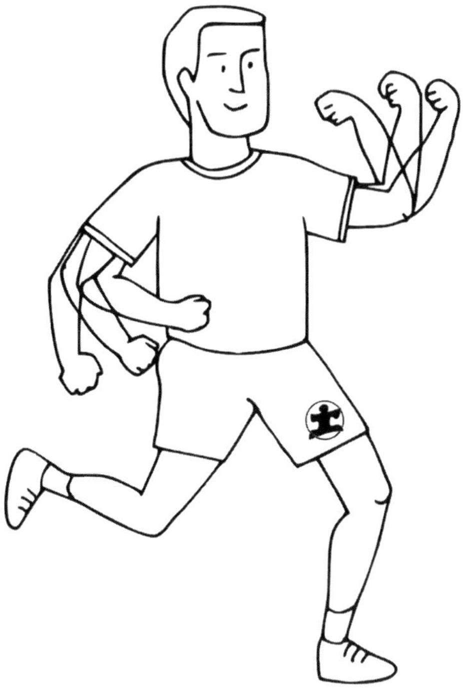

Abbildung 54: *Schnelle Arme*

> Wenn die Übung zu schwierig ist, lassen Sie die Beinarbeit weg. Das Kind sitzt auf dem Boden, die Beine nach vorn gestreckt und bewegt schnell die Arme. Sobald es sich sicherer fühlt, beziehen Sie die Beine wieder ein.

Coaching-Tipps

- Verwenden Sie beim Laufen das Kommando „Kinn – Hüfte“. Die Hände sollen sich entgegengesetzt abwechselnd vom Kinn zur Hüfte bewegen und nicht vor dem Körper.
- Wenn das Kind geht, statt zu laufen, ist das in Ordnung; wichtig sind hier vor allem die Armbewegungen.

Ohne Arme

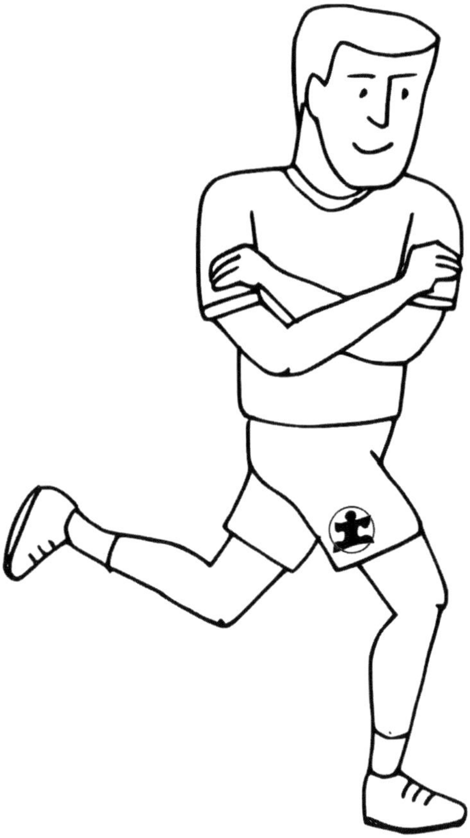

Abbildung 55: *Ohne Arme*

Wenn sich beim Laufen der Oberkörper des Kindes zu sehr hin und her bewegt, kann das auf schwache Bauchmuskeln hindeuten.

Coaching-Tipps

- Denken Sie daran, all diese Übungen möglichst spielerisch und lustig zu gestalten.
- Machen Sie die Übungen gemeinsam mit dem Kind.

43. Laufband

Ziel

Die kardiovaskuläre Fitness zu verbessern und den Umgang mit dem Laufband zu erlernen.

> Haben Sie keine Bedenken, das Kind währenddessen seine Lieblings-TV-Show anschauen oder Musik hören zu lassen. Im Fitnessstudio machen es die Erwachsenen ja auch nicht anders.

Wie

- Zuerst stellt das Kind sich aufs Laufband. Starten Sie das Band mit ca. 2 km/h. Falls das Kind etwas ängstlich ist, fangen Sie langsamer an. Befestigen Sie den Not-Stoppschalter am T-Shirt oder an der Hose des Kindes.
- Wenn das Kind sich sicherer fühlt, steigern Sie ganz allmählich die Geschwindigkeit. Schneller ist nicht unbedingt gleichbedeutend mit besser, wenn es um Fitness oder Gewichtsverlust geht.
- Achten Sie darauf, dass das Kind sich an den Haltegriffen festhält, wenn es sich unsicher fühlt.
- Wahrscheinlich gibt es an dem Gerät viele Schalter und Knöpfe. Die meisten Kinder sind neugierig und wollen überall draufdrücken. Verdecken Sie diejenigen, die gefährlich sind, z. B. den Stopp-Schalter.

Wie oft

- 1 bis 20 Minuten.
- Beginnen Sie mit Gehen und erhöhen Sie allmählich die Geschwindigkeit bis zum Lauftempo (das darf sich über Monate hinziehen).

Coaching-Tipps

- Wenn es den Kindern schwerfällt, auf dem Laufband stehen zu bleiben, stellen Sie sich hinter das Kind, mit den Füßen neben dem Band, um zu verhindern, dass es einfach heruntersteigt.

- Gehen Sie mit gutem Beispiel voran. Lassen Sie das Kind fünf Minuten zuschauen, wie Sie auf dem Band laufen, dann ist es selbst an der Reihe: „Erst Mama, dann Johnny."
- Manche Kinder finden es spannender, das Laufband in Aktion zu beobachten als darauf zu laufen. Ermuntern Sie die Kinder, es zu beobachten, während sie darauf laufen.
- Wenn das Kind es nicht schafft zu laufen und stattdessen nur geht, steigern Sie allmählich die Geschwindigkeit des Laufbands. Das erhöht die Kalorienverbrennung und trägt zur Verbesserung der kardiovaskulären Fitness bei.

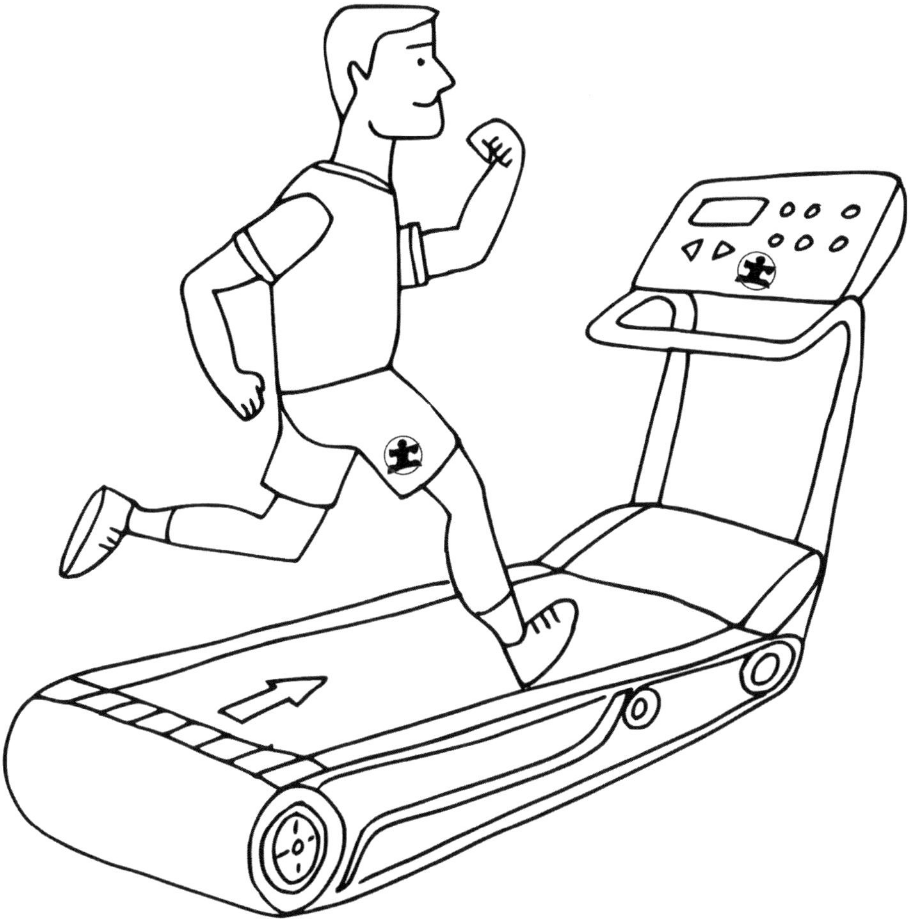

Abbildung 56: *Laufband*

44. Kegellauf

Ziel
Die kardiovaskuläre Fitness sowie die Bewegungskoordination zu verbessern und dabei lernen, Anweisungen umzusetzen.

> Mit demselben Konzept kann man Kindern die Grundlagen des Baseballspiels vermitteln. Stellen Sie vier Kegel diamantförmig auf und versuchen Sie es!

Wie
- Stellen Sie vier Kegel in Abständen auf, die für das Kind zu bewältigen sind. Wenn nötig, können es auch mehr oder weniger Kegel sein.
- Starten Sie die Aktivität mit einem Signal, das dem Kind geläufig ist, wie „Achtung … fertig … los!“
- Wenn das Kind lieber gehen möchte, fordern Sie es nicht auf, schneller zu laufen. Die eigentliche Herausforderung besteht darin, den Übungsablauf zu verstehen.

Wie oft
- Ein bis drei Sätze oder ein bis fünf Runden.

Coaching-Tipps
- Pfeile auf dem Boden zeigen dem Kind, in welche Richtung es laufen soll. Verwenden Sie Straßenkreide, Klebeband oder Sprühfarbe.
- Laufen Sie mit dem Kind! Nicht nur reden, sondern auch rennen!

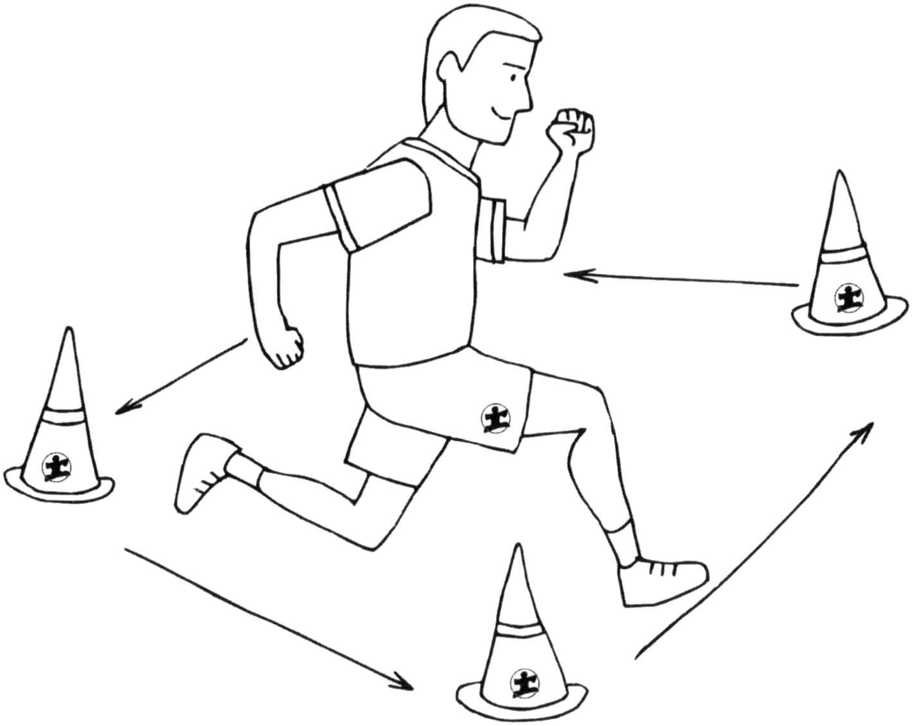

Abbildung 57: *Kegellauf*

45. Hometrainer

Ziel

Die kardiovaskuläre Fitness zu verbessern und die für das Radfahren notwendige Bewegungskoordination zu trainieren.

> Im Vergleich zum Laufband werden auf dem Ergometer weniger Kalorien verbrannt; dafür ist das Training auf dem Rad sicherer.

Wie

- Wie bei allen Übungen ist es am besten, wenn Sie dem Kind vorführen, was Sie von ihm erwarten.
- Stellen Sie den Sattel so ein, dass die Knie des Kindes beim Treten nicht ganz durchgestreckt werden, sondern immer ein wenig gebeugt bleiben.
- Fordern Sie das Kind auf, sich auf das Rad zu setzen und in die Pedale zu treten. Wahrscheinlich müssen Sie es extra auffordern, die Beine zu bewegen.

Wie oft

- 1 bis 20 Minuten.

Coaching-Tipps

- Wenn das Kind Schwierigkeiten hat, die Pedale herunterzudrücken, oder das nicht tun möchte, versuchen Sie, den Widerstand höher einzustellen, damit es eine stärkere sensorische Reaktion spürt.

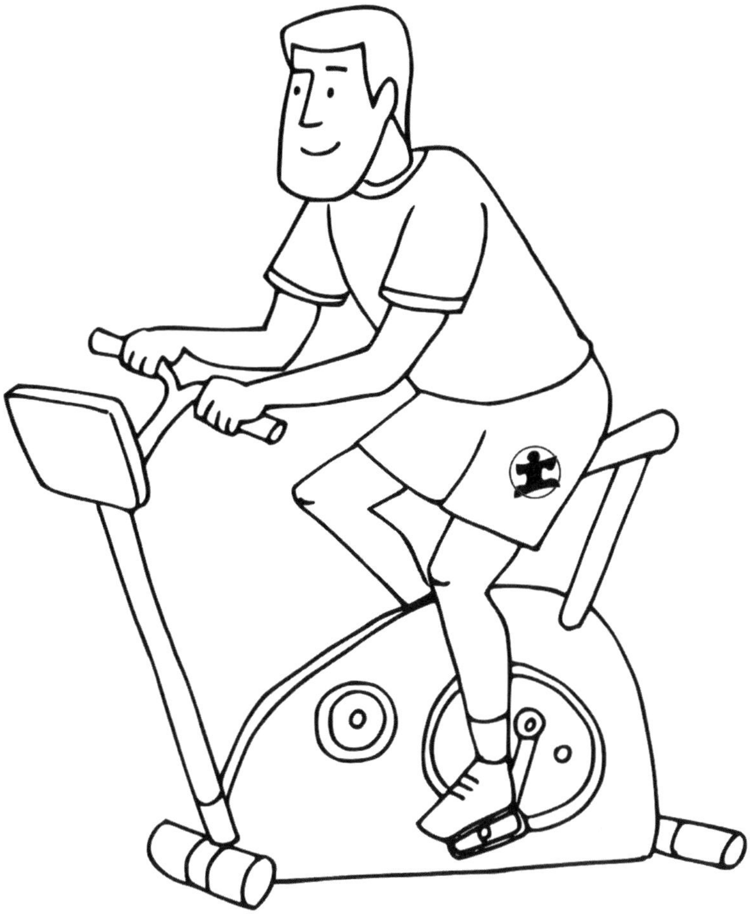

Abbildung 58: *Hometrainer*

46. Trampolin

Ziel

Die kardiovaskuläre Fitness sowie die sensorische Integration zu verbessern und die Muskeln von Füßen, Knien und Hüften zu stärken.

> Fordern Sie das Kind auf, die Beine auf Hampelmann-Art (Füße abwechselnd auseinander und zusammen) zu bewegen oder überkreuz vor und zurück. Das stärkt die Füße, Knie und Hüften und ist eine gute Übung für das Gehirn!

Wie

- Das Kind steht auf dem Trampolin, immer abwechselnd auf einem Bein.
- Wenn es sich sicher fühlt, fordern Sie es auf zu springen oder zeigen ihm eine visuelle Anleitungskarte.

Wie oft

- Ein bis fünf Sätze mit 10 bis 25 Sprüngen.

Coaching-Tipps

- Wenn das Kind noch nicht sehr geübt ist, halten Sie es beim Hüpfen an den Händen.
- Es kann auch hilfreich sein, wenn Sie – neben dem Trampolin – mithüpfen.

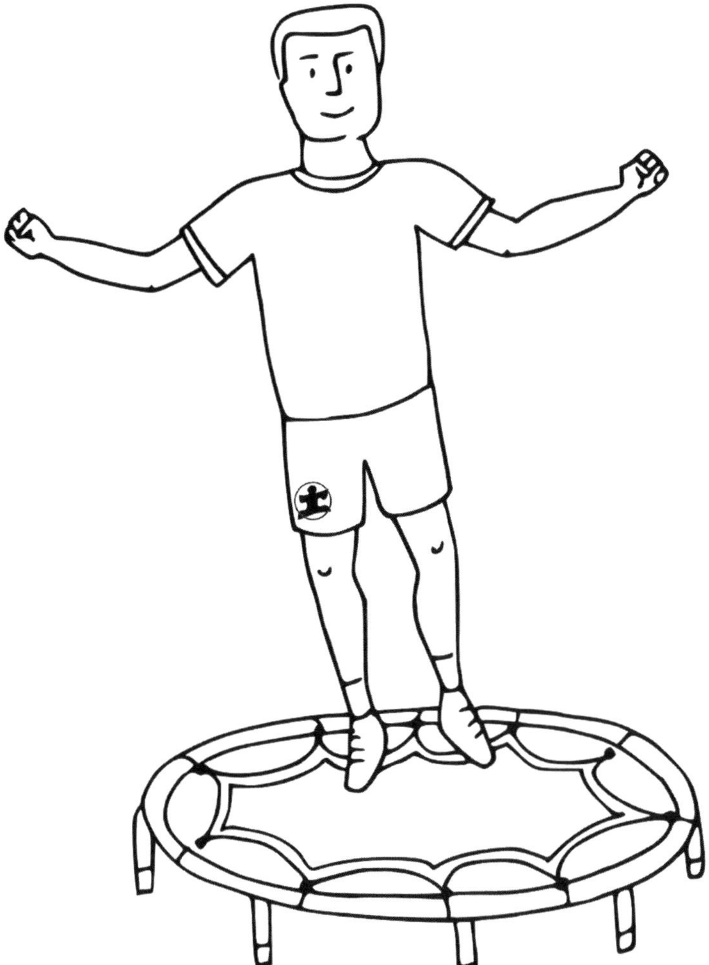

Abbildung 59: *Trampolin*

Literatur

Bryan, L. & Gast, D. (2000). Teaching on-task and on-schedule behaviors to high functioning children with autism via picture activity schedules. *Journal of Autism and Development Disorders, 30*, 553–567.

Creera, D. J., Romberg, C., Saksida, L. M., van Praag, H. & Bussey, T. J. (2010). Running enhances spatial pattern separation in mice. *Proceedings of the National Academy of Sciences (PNAS), 107* (5), 2367–2372.

Dettmer, S., Semson, R., Myles, B. & Ganz, J. (2000). The use of visual supports to facilitate transitions of students with autism. *Focus on Autism and Other Development Disabilities, 15*, 163–170.

Egan, A. M., Dreyer, M. L., Odar, C. C., Beckwith, M. & Garrison, C. B. (2013). Obesity in young children with autism spectrum disorders: Prevalence and associate factors. *Childhood Obesity, 9* (2), 125–131.

Erickson, K. I., Voss, M. W., Prakash, R. S., Basake, C., Szabo, A., Chaddock, L. et al. (2011). Exercise training increases size of hippocampus and improves memory. *Proceedings of the National Academy of Sciences (PNAS), 108* (7), 3017–3022.

Kendall, F., McCreary, E. & Provance, P. (1993). *Muscles: Testing and function with posture and pain* (4th ed.). Philadelphia, PA: Lippincott Williams and Wilkins. [dt.: *Muskeln. Funktionen und Tests*, 4., überarbeite Auflage. München: Urban und Fischer]

Krantz, P. J. & McClannahan, L. E. (1998). Social interaction skills for children with autism: A script-fading procedure for beginning readers. *Journal of Applied Behavior Analysis, 31*, 191–202.

MacDuff, G., Krantz, P. & McClannahan, L. (1993). Teaching children with autism to use photographic activity schedules: Maintenance and generalization of complex response chains. *Journal of Applied Behavior Analysis, 26*, 89–97.

Mahoney, G. & Perales, F. (2005). Relationship-focused early intervention with children with pervasive developmental disorders and other disabilities: A comparative study. *Journal of Developmental and Behavioral Pediatrics, 26* (2), 77–85.

Massey, G. & Wheeler, J. (2000). Acquisition and generalization of activity schedules and their effects on task engagement in a young child with autism in an inclusive preschool classroom. *Education and training in Mental Retardation and Developmental Disabilities, 35*, 326–335.

McCleery, J. P., Elliott, N. A., Sampanis, D. S. & Stefanidou, C. A. (2013). Motor development and motor resonance difficulties in autism: relevance to early intervention for language and communication skills. *Frontiers in Integrative Neuroscience*, 7, 30. doi: 10.3389/fnint.2013.00030

Morrison, R., Sainato, D., Benchaaban, D. & Endo, S. (2002). Increasing play skills of children with autism using activity schedules and correspondence training. *Journal of Early Intervention, 25* (1), 58–72.

Nieman, D. C. (1999). *Exercise Testing and Prescription: A Health-Related Approach* (4th ed.). Mountain View, CA: Mayfield.

O'Connor, J. H., French, R. & Henderson, H. (2000). Use of physical activity to improve behaviour of children with autism. *Palestra, 16* (3), 5.

Rosenthal-Malek, A. & Mitchell, S. (1997). Brief report: The effects of exercise on the self-stimulating behaviors and positive responding of adolescents with autism. *Journal of Autism and Developmental Disorders, 27* (2), 193–202.